Dr. Andrea Flemmer

ALLERGIEN

verstehen und natürlich behandeln

Beschwerden selbst lindern – Lebensqualität verbessern

humboldt

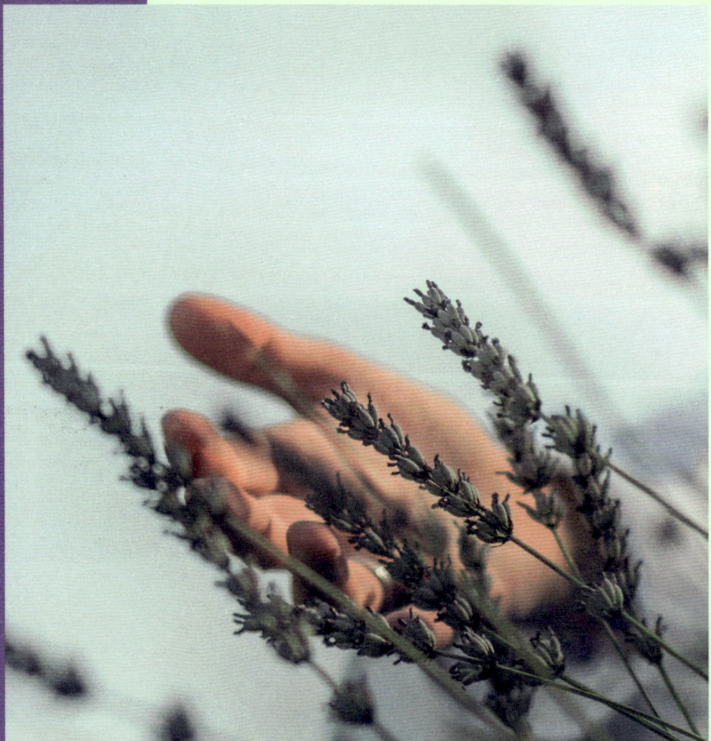

INHALT

Vorwort

Liebe Leserin,
lieber Leser,

es juckt, die Nase läuft, man muss ständig niesen, die Augen brennen, man ist erschöpft ... Allergien gehören zu den häufigsten chronischen Erkrankungen auf unserem Planeten. Jeder Dritte hat eine Allergie gegen so unterschiedliche Dinge wie Pollen, Chemikalien, Hausstaub, Tiere oder ganz normale Nahrungsmittel – mit steigender Tendenz. Das betrifft etwa 20 Millionen Menschen allein in Deutschland! Nicht nur, dass Betroffene sehr leiden – Allergien und ihre Folgeerkrankungen kosten unseren Staat und die Krankenkassen Milliarden. Hilfe tut also Not.

In diesem Buch erläutere ich Ihnen zunächst, was man unter einer Allergie überhaupt versteht. Sie lernen die Ursachen und Auslöser kennen, wie Ihr Arzt oder Ihre Ärztin eine Allergie nachweist, welche Therapien der Schulmedizin zur Verfügung stehen und woran derzeit geforscht wird.

Doch was können Sie selbst darüber hinaus dazu beitragen, um Ihre Allergie in den Griff zu bekommen? Es gibt unzählige Selbsthilfemaßnahmen, die Ihnen bei einer Allergie helfen. Eine Ernährungsumstellung, ein veränderter Lebensstil, Heilkräuter und weitere Maßnahmen können Ihnen das Leben mit Allergie bedeutend erleichtern. Am besten verknüpfen Sie hierzu die Möglichkeiten der konventionellen Medizin mit alternativen Maßnahmen. Hierzu habe ich die besten Methoden aus beiden Welten für Sie zusammengestellt, damit Sie die bestmögliche Wirkung erzielen können. So gelangen Sie Punkt für Punkt zu mehr Lebensqualität.

Mit diesem Buch helfe ich Ihnen als Allergiker, Asthmatikerin oder Neurodermitiker, mehr über Ihre Erkrankung zu erfahren, und zeige Ihnen Wege auf, wie Sie sich selbst auf natürliche Weise wirkungsvoll helfen können.

Ihre

Andrea Flemmer

Was Sie über Allergien wissen sollten

Eine Allergie ist eine überempfindliche Reaktion des Körpers auf eigentlich ganz harmlose Stoffe. Unser Immunsystem bekämpft dann nicht, wie es sollte, Viren und Bakterien, sondern auch Pollen, ganz normale Lebensmittel oder Tierhaare. In diesem Kapitel erfahren Sie Grundlegendes über diese Volkskrankheit: Wie kommt es zu einer Allergie? Welche Auslöser gibt es? Und was sind erste Schritte, um sie zu lindern?

Ursachen und Allergieauslöser

Kurz auf den Punkt gebracht, ist eine Allergie eine durch das Immunsystem bedingte, nicht angeborene spezifische Überempfindlichkeit gegenüber körperfremden Stoffen. Diese allergieauslösenden Stoffe werden Allergene genannt. Allergene werden entweder eingeatmet, gegessen oder direkt über die Haut aufgenommen.

Atopie oder Allergie?

Der Begriff „Allergie“ kommt aus dem Altgriechischen und bedeutet so viel wie „Fremdreaktion“.

Jetzt wird es gleich ein bisschen komplizierter: Wenn wir Allergien verstehen wollen, müssen wir zwischen Atopie und Allergie unterscheiden. Beide Begriffe werden zwar häufig synonym verwendet, haben aber unterschiedliche Bedeutungen: Wird bei Ihnen eine Atopie diagnostiziert, bedeutet dies, dass Sie eine erblich bedingte Anfälligkeit für Allergien, bestimmte Hauterkrankungen, Lebensmittel oder Medikamentenunverträglichkeiten haben. Als Folge davon kommt es dann zu einer Überempfindlichkeit auf ansonsten harmlose Umweltstoffe.

Eine Atopie ist eine übertriebene, IgE-vermittelte Immunreaktion (mehr dazu lesen Sie ab Seite 12). Sie betrifft am häufigsten Nase, Augen, Haut und Lunge. Komplexe genetische, aber auch umweltbedingte Faktoren tragen zur Entwicklung dieser IgE-vermittelten Allergien bei. Atopische Auslöser können von Mensch zu Mensch unterschiedlich sein. Häufige Auslöser sind Krankheitserreger, Giftstoffe,

Umweltpartikel wie Pollen oder Tierhaare, Lebensmittel oder Schadstoffe wie die in Zigaretten (siehe auch Seite 14). Einer der wichtigsten Aspekte bei der Behandlung einer Atopie besteht folglich darin, die Auslöser, auch Trigger genannt, zu kennen und so weit wie möglich zu vermeiden.

Was ist eine Allergie?

Eine Allergie ist jede übertriebene Immunreaktion auf ein fremdes Antigen – unabhängig vom Mechanismus. Man kann also sagen: Alle atopischen Erkrankungen sind allergische Erkrankungen, aber nicht alle allergischen Erkrankungen sind atopisch.

Allergene nennt man die Stoffe, die eine Allergie auslösen können. Es handelt sich um Substanzen, die das Abwehrsystem des Körpers überempfindlich reagieren lassen und damit eine allergische Reaktion hervorrufen. In der Regel sind das Eiweiße, deren Form und Struktur es ermöglichen, dass das Immunsystem mit ihnen reagiert: Das körpereigene Immunsystem eines Allergikers schätzt die Allergene als gefährliche Stoffe ein und setzt eine zu starke Abwehrreaktion in Gang.

Zu den Allergenquellen, die am häufigsten akute und chronische allergische Reaktionen auslösen, gehören Hausstaubmilben, Tierhaare oder Pollen. Wir kennen heute aber über 20.000 verschiedene Allergene. Dazu gehören auch Federn, Erdnüsse, Nüsse, Insektengifte, Metalle, Parfüm oder Schimmelpilzsporen. Auch Umweltschadstoffe wie Stickoxid, Kohlendioxid oder Ozon sowie hohe Schadstoffkonzentrationen in Innenräumen macht man für das Entstehen von Allergien verantwortlich. Außerdem kommen Schadstoffe wie Chemikalien, Gase, Metalle und Staub, der bei der Verarbeitung von Wolle oder Holz entsteht, infrage.

Im Laufe ihres Lebens erkranken gut 30 Prozent aller Deutschen an mindestens einer Allergie. Allergien, die langfristig bestehen und Auswirkungen auf die Atemwege haben, können sich dabei sogar zum Asthma entwickeln. Davon sind mehr als acht Prozent der Bevölkerung betroffen. Die Zahl der Menschen, die von Allergien betroffen sind, nimmt generell zu.

Allergietypen

Je nach Allergietyp sind an allergischen Reaktionen unterschiedliche Zellen des Immunsystems beteiligt:

Alle atopischen Erkrankungen sind Überempfindlichkeitserkrankungen vom Typ I.

Typ-I-Allergien sind Soforttyp-Allergien: Hier reagiert man sofort mit den entsprechenden Symptomen auf das Allergen. Bei Kontakt mit einem Allergen wird zunächst die Bildung von Antikörpern gegen diesen Stoff angeregt. In dieser Phase hat man noch keine Beschwerden. Ist man jedoch zu einem späteren Zeitpunkt wieder dem Allergen ausgesetzt, erkennen die Antikörper das Allergen wieder und bekämpfen den vermeintlich gefährlichen Stoff. Sie starten innerhalb von Sekunden bis Minuten eine Immunreaktion, in deren Verlauf es zu einer überschießenden Ausschüttung von bestimmten Botenstoffen, insbesondere Histamin, kommt. Histamin löst typische allergische Beschwerden aus:

- tränende, juckende, brennende oder geschwollene Augen
- eine laufende oder verstopfte Nase und häufiges Niesen
- Husten und Atemprobleme
- Hautreaktionen wie Ausschläge oder Juckreiz
- Magen-Darm-Probleme wie Blähungen, Durchfall oder Verstopfung
- Schwellungen, z. B. der Augenlider oder der Beine

Typ IV sind Spättyp-Allergien. Hier tritt die Überempfindlichkeitsreaktion des Körpers zeitverzögert nach ein bis drei Tagen ein. Bei Typ-IV-Allergien kommt es nicht zur Bildung von Antikörpern. Hier sind es die T-Lymphozyten, die direkt gegen das Allergen ankämpfen. Dieser Typ umfasst Kontaktallergien, meist ist die Haut betroffen. Häufige Allergene sind Metalle wie Nickel, Kosmetika, Tierhaare, bestimmte Berufsstoffe oder Medikamente. Typische Symptome sind:

- Hautrötungen
- Schwellungen
- Nässende Bläschen
- Krusten auf der Haut

Im Unterschied zur Abwehr von echten Krankheitserregern werden bei einer allergischen Immunreaktion die auslösenden Stoffe nicht vernichtet. Es wird leider auch kein Schutz gegen weitere Attacken aufgebaut. Normalerweise dauert die allergische Reaktion so lange an, wie der Organismus des Allergikers dem Allergen ausgesetzt ist. Zum Glück gibt es aber Medikamente, die die allergischen Symptome abschwächen.

Links die Entstehung einer Allergie Typ I mit Soforttyp-Reaktion, rechts einer Allergie Typ IV mit Spättyp-Reaktion

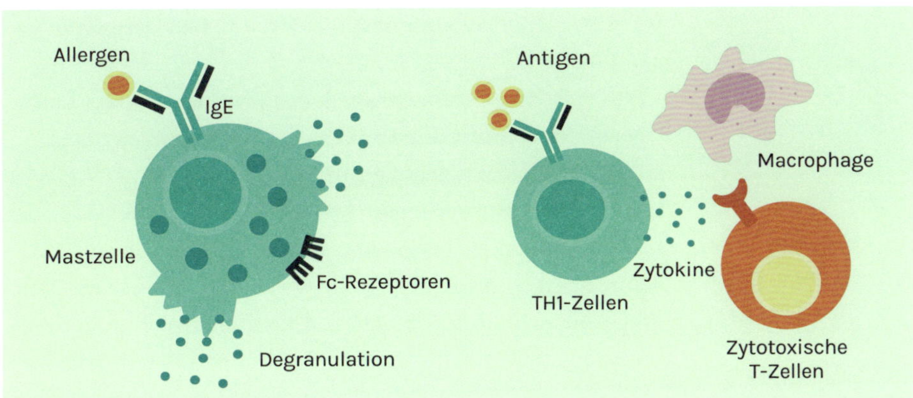

Die Allergietypen im Überblick

BEZEICHNUNG	BESONDERHEIT
Typ I - Soforttyp	• Beispiel: Heuschnupfen • Häufigster Allergietyp • Auslösung durch IgE-Antikörper • Beschwerden direkt nach Kontakt mit dem Allergen • Allergie vom Soforttyp
Typ II - Zytotoxischer Typ	• Beispiel: Allergie gegen Antibiotika • Beschwerden Minuten bis Stunden nach Kontakt mit dem Allergen • Allergie vom Soforttyp
Typ III - Immunkomplextyp	• Beispiel: Allergie gegen Insektengift • Seltener Allergietyp • Beschwerden meist erst viele Stunden nach Kontakt mit dem Allergen • Besonderheit: Allergene und Antikörper verbinden sich • Allergie vom Soforttyp
Typ IV - Spättyp	• Beispiel: Tierhaarallergie • Auslösung durch Immunzellen (T-Zellen) • Beschwerden erst Stunden bis Tage nach Kontakt mit dem Allergen • Allergie vom Spättyp

Ursachen für Allergien

Bei einer Allergie kommen im Grunde zwei Probleme zusammen:

- Eine erbliche Veranlagung, deren Folge es ist, dass man besonders empfindlich auf bestimmte Reize reagiert
- Äußere Auslöser, sogenannte Trigger

Allergische Symptome können plötzlich und ohne Vorankündigung auftreten.

Allergische Erkrankungen, vor allem Typ-I-Allergien, haben ein epidemisches Ausmaß erreicht, und Umweltfaktoren spielen eine wichtige Rolle bei ihrer Entstehung. Dafür gibt es verschiedene Ursachen, die miteinander in Wechselwirkung stehen. Unter anderem gehören dazu:

Klimawandel: Die ersten Haselpollen fliegen bereits im Dezember und die Pollensaison wird länger. Wer an einer Allergie leidet, hat kaum mehr eine Verschnaufpause.
Umweltverschmutzung: Sie macht die Pollen gefährlicher. So fand man auf den Birkenpollen von Bäumen, die an stark befahrenen Straßen wuchsen, mehr Allergene als auf den Pollen ländlicher Bäume.
Die Kombination aus verschiedenen Schadstoffen: Wenn sich z. B. die Pollen mit Ruß oder Feinstaubpartikeln beladen, reizen sie das Immunsystem umso stärker und eine vorgeschädigte Lunge entwickelt schneller eine Allergie.
Ungesunde Ernährung: Ein zu hohes Gewicht bei der Geburt ist nicht gut, aber auch ein geringes Geburtsgewicht kann die Häufigkeit für Allergien erhöhen. Wer übergewichtig ist, leidet besonders häufig an Nahrungsmittelallergien. Bestimmte Botenstoffe des Fettgewebes tragen zur Entwicklung von Übergewicht bei, sind aber auch an der Entstehung von allergischen Reaktionen beteiligt. Entzündungsprozesse stehen im Zusammenhang mit Übergewicht und Allergien und sind außerdem maßgebend für beide Krankheitsbilder.
Übertriebene Hygiene: Eine Hypothese geht davon aus, dass wir mittlerweile in einer Umgebung leben, die Kontakt mit Schmutz vermeidet, wodurch unser Immunsystem unterbeschäftigt ist und eher Allergien entwickelt. Diese Annahme bestätigen Untersuchungen, die zeigen, dass das Aufwachsen mit vielen Geschwistern (viele Kinder bedeuten meist mehr Infektionen in der Familie) sowie das Leben auf einem Bauernhof vor Allergien zu schützen scheint.
Nicht stillen: Muttermilch überträgt Teile der mütterlichen Infektabwehr aufs Baby und liefert alle notwendigen Nährstoffe. Zudem schützt sie in gewissem Maße auch vor Allergien, Neurodermitis und Asthma.

Rauchen: Rauchen schadet den Atemwegen. Aber auch die Anfälligkeit für Asthma ist damit verbunden. Dies bezieht auch das Passivrauchen, Shisha und E-Zigaretten mit ein. Dazu kommt, dass das Nikotin auch die Wirkung der wichtigsten Asthmamedikamente reduziert.

Genetische Veranlagung: Neben den äußeren Faktoren spielt eine erbliche Veranlagung vor allem bei der Entstehung einer atopischen Allergie eine große Rolle. Ist ein Blutsverwandter an Asthma erkrankt oder hat Allergien, hat man als Verwandter ein höheres Risiko, Asthma zu bekommen.

Allergien nehmen in der westlichen Welt immer weiter zu. Dafür gibt es verschiedene Ursachen, die miteinander in Wechselwirkung stehen.

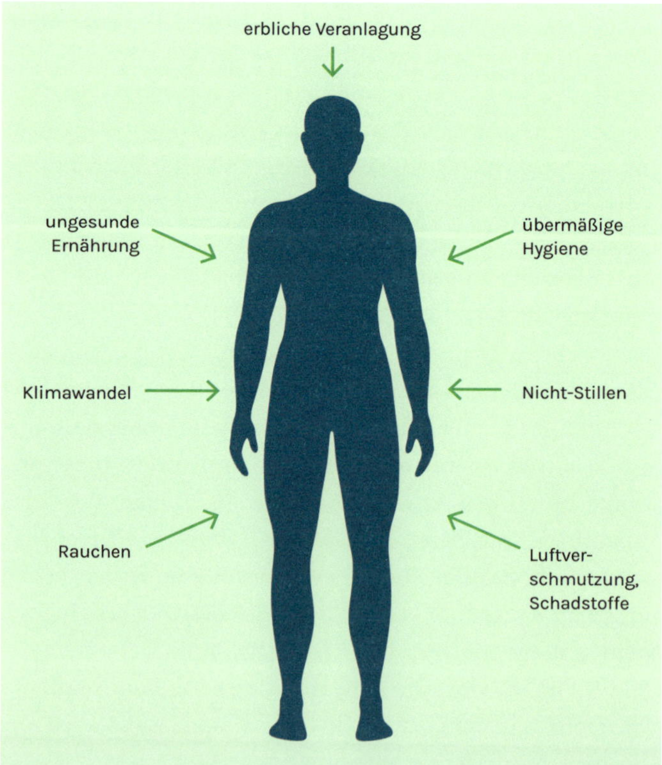

Das geschieht bei einer Allergie

Bei allen Allergien laufen im Prinzip ähnliche Vorgänge ab wie bei einer normalen Immunabwehr: Das Immunsystem identifiziert einen Eindringling als Gefahr und setzt verschiedene Hebel in Gang, um den Störenfried wieder loszuwerden. Bei einer Grippe oder Erkältung erfüllt dieser Abwehrkampf eine wichtige Funktion.

Eine allergische Reaktion ist problematisch, weil der Körper harmlose Stoffe wie Pollen oder Nahrungsbestandteile als gefährlich bewertet und dann seine Abwehrkräfte mobilisiert. Es schlägt Alarm, obwohl gar keine Gefahr in Sicht ist. Die Folgen können dann Heuschnupfen, allergisches Asthma oder eine andere Allergie sein.

Was ist bei Allergikern anders? Und warum irrt sich das Immunsystem?

Unser Immunsystem ist eigentlich eine starke Verteidigungsarmee, die gefährliche Krankheitserreger bekämpft. Bei einigen Stoffen jedoch, den sogenannten Allergenen, täuscht sich unser Immunsystem. Es schlägt Alarm, obwohl gar keine Gefahr in Sicht ist. Die Folge kann dann Heuschnupfen, allergisches Asthma oder eine andere Allergie sein.

Jede allergische Reaktion läuft im Prinzip in fünf Phasen ab.

1. Beim ersten Kontakt mit den Allergenen (die aus Eiweiß bestehen, zum Beispiel Pflanzenpollen) bildet unser Immunsystem Antikörper gegen diese Eiweiße (die Pollen).
2. Diese Antikörper heften sich an bestimmte Zellen unseres Immunsystems: die Mastzellen.
3. Kommt es erneut zum Kontakt mit den Allergenen (Pflanzenpollen), werden verstärkt Antikörper gebildet.
4. Diese Antikörper binden sich gemeinsam mit den Eiweißen der Allergene (Pollen) an diese Mastzellen.
5. Es kommt zu einer Entzündungsreaktion, in deren Rahmen jede Menge Histamin ausgeschüttet wird. Die

Folge: zum Beispiel eine laufende Nase, rote Augen und geschwollene Schleimhäute – die Immunreaktion ist perfekt.

Nehmen wir als Beispiel die harmlose Erdnuss. Der Körper des Allergikers meint darin eine Bedrohung zu erkennen und produziert Immunglobulin E. Es bindet sich an Zellen unseres Immunsystems, die Mastozyten.

Beim nächsten Kontakt mit den Erdnüssen steht nun eine Armee bereit, das heißt, viele Antikörper werden gebildet, die sich an die Mastozyten oder Mastzellen binden. Dadurch wird viel Histamin freigesetzt. Dies löst allergische Reaktionen wie Niesen oder Hautausschläge aus. Im schlimmsten Fall reagiert das Immunsystem so heftig, dass wichtige Organe ausfallen – mit der Folge eines anaphylaktischen Schocks, der tödlich enden kann. Oft hilft dann nur noch Adrenalin, das man spritzen muss, um den Patienten zu retten.

Entstehung einer Allergie

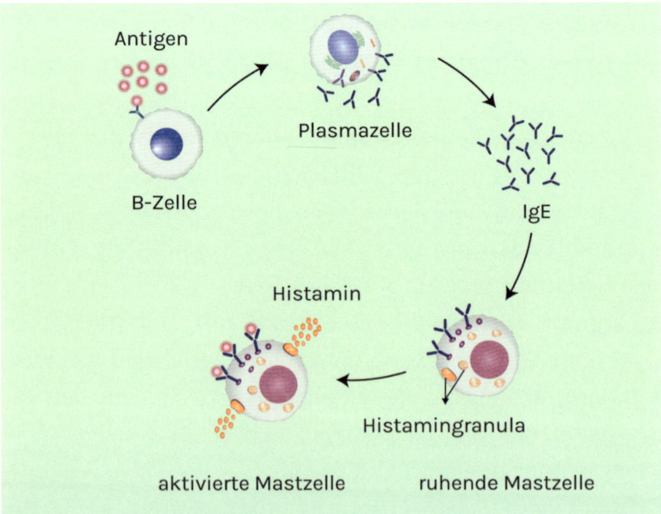

Ein Hauptkriterium für Allergien ist, dass der ganze Körper betroffen ist und mehrere Symptome gleichzeitig auftreten, so zum Beispiel Juckreiz, Hautausschlag und Atemnot. Der anaphylaktische Schock tritt plötzlich auf und die Schwere der Probleme steigert sich schnell.

Allergie-Epidemie Nr. 1: Pflanzenpollen

Die stärksten Allergene in Europa sind Birken- und Gräserpollen, insbesondere die Birke, die neben Hasel und Erle zu den früh blühenden Bäumen gehört. Man findet sie in vielen Städten an Straßenrändern und in privaten Gärten. Während ihrer Blüte setzen sie mit ihren Pollen Eiweiße frei, die bei Menschen eine allergische Reaktion auslösen können. Man vermutet, dass Birken, die unter Umweltstress leiden, also etwa unter zu viel Trockenheit, mehr davon bilden.

Mehr zu Pollenallergien lesen Sie ab Seite 76 und 108.

Die Umweltmedizinerin Prof. Dr. Claudia Traidl-Hoffmann von der Universität Augsburg untersucht dieses Phänomen seit Jahren. Dafür sammelte sie die Birkenpollen in der Natur und an stark befahrenen städtischen Straßen. Gemeinsam mit dem Helmholtz-Zentrum München setzte sie in einer speziellen Klimakammer ein kleines Birkenwäldchen Kohlendioxid, Stickoxiden und Ozon aus, um festzustellen, wie sich die Pollen verändern. Das vorläufige Ergebnis: Es scheint, dass die Birkenpollen aggressiver werden, wenn die Luft mehr Stickoxide enthält und die Ozonwerte zunehmen. Auch durch vermehrtes Kohlendioxid können die Pollen offenbar besser in die Luft gelangen. Durch längere und frühere Wärmeperioden sind darüber hinaus die Pollenflugzeiten inzwischen länger und es sind mehr Pollen in der Luft, da sich die Blütedauer verlängert hat.

Dazu kommt das sogenannte „Gewitterasthma“: Wenn es regnet, quellen die Pollen auf und platzen irgendwann.

Da die entstehenden Bruchstücke stärker lungengängig sind, reagieren Allergiker eher empfindlicher als auf die intakten Pollen. Auch mit dem Ozon in Städten und den Stickoxiden reagieren die Pollen. Das Ergebnis sind chemisch veränderte Proteine, die entzündungsfördernd wirken. Je stärker die Luftverschmutzung ist, desto stärker sind die Niesattacken und das Augenjucken.

Problem invasive Pflanzenarten

Eingeschleppte, ursprünglich nicht heimische, sogenannte invasive Pflanzenarten, können nicht nur die einheimischen Arten bedrohen, sondern auch bei manchen Menschen starke Allergien auslösen.
Da für manche dieser neuen Pflanzen die Bedingungen bei uns günstig sind, können sie sich innerhalb kurzer Zeit stark vermehren. Zu den bekanntesten gehören in Deutschland folgende Arten:

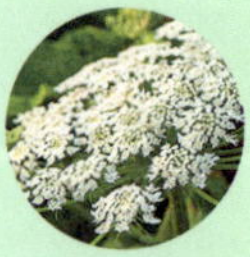

Riesen-Bärenklau (Heracleum mantegazzianum, Herkulesstaude): ursprünglich aus dem Kaukasus

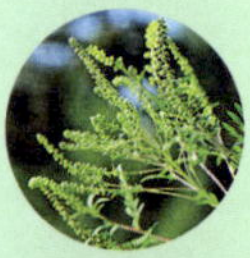

Ambrosia (Ambrosia artemisiifolia, Beifußblättriges Traubenkraut): ursprünglich aus Nordamerika

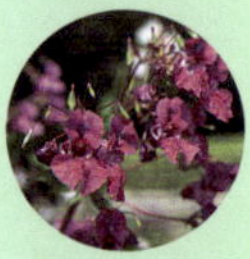

Indisches Springkraut (Impatiens glandulifera): ursprünglich aus dem Himalaya

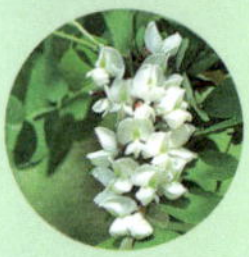

Robinie (Robinia pseudoacacia): aus Nordamerika

Mehr zu invasiven Pflanzenarten und dem generellen Umgang mit Pflanzen in Haus und Garten erfahren Sie auf Seite 76.

Allergie-Epidemie Nr. 2: Reinigungsmittel und Kosmetika

Mehr zu diesen Allergien lesen Sie auf Seite 77.

Die zweite große Allergen-Gruppe sind Reinigungsmittel. Ohne Putzen geht es leider nicht, schließlich will man Dreck und Krankheitskeime aus gutem Grund reduzieren! Es kommt jedoch auf die Wahl der richtigen Putzmittel an, um Allergien nicht zu verstärken. Denn viele Mittel enthalten künstliche Stoffe, die den Atemwegen schaden können. Untersuchungen zeigen, dass das Risiko für Asthma und Atembeschwerden unter Putzfachkräften größer ist und auch das Putzen zu Hause Risiken bergen kann.

Auf fast allen Reinigungs- oder Waschmitteln finden Sie den Begriff „Enzyme". Dabei handelt es sich um Eiweißverbindungen, die ermöglichen, dass man das Mittel nicht bei hohen Temperaturen einsetzen muss, um eine Reinigung zu erzielen. Das hört sich zwar erst einmal gut an. Verzichten Sie aber besser auf enzymhaltige Reinigungsmittel, wenn Sie eine Allergie haben. Man benötigt sie für eine saubere Wohnung auch gar nicht! Näheres über nötige und unnötige Reinigungsmittel finden Sie in meinem Buch „Die giftfreie Wohnung".

Die Studie „European Community Respiratory Health Survey" untersuchte in über 20 Jahren gesammelte Daten zur Lungengesundheit und dem Lebensstil von über 6.200 Probanden. Die Teilnehmer wurden in diesem Zeitraum dreimal befragt. Sie sollten Angaben machen, z. B. zu Beschwerden der Atemwege und Allergien, ihrem beruflichen Werdegang, ob sie Sport treiben, wie sie wohnen, ob Haustiere im Haushalt sind, zu Ernährungsgewohnheiten, Rauchverhalten und welche Medikamente sie einnehmen. Damit wollte man Faktoren entdecken, die die Lungengesundheit beeinflussen können. Zusätzlich wurde die Lungenfunktion getestet.

Eine Studie ergab: Die Lungenfunktion nahm bei Frauen, die zu Hause für das Putzen zuständig oder als Reinigungsfachkraft tätig waren, stärker ab.

Von den Teilnehmenden putzten 85 Prozent regelmäßig mindestens einmal pro Woche zu Hause. Bei den Männern waren es immer noch 46 Prozent. Die Lungenfunktion nahm bei den Frauen, die zu Hause für das Putzen zuständig oder als Reinigungsfachkraft tätig waren, stärker ab, wenn sie putzten. Auslöser dafür waren offensichtlich sowohl Reinigungssprays als auch andere Putzmittel.

Es stellte sich heraus, dass der regelmäßige Kontakt der Atemwege mit Stoffen aus Reinigungsmitteln einen langfristig schädigenden Effekt hat, der sich erst nach zehn bis 20 Jahren zeigt. Die Auswirkung scheint ungefähr so schädigend zu sein wie zehn oder 20 Jahre lang täglich 20 Zigaretten geraucht zu haben.

Fazit: Die chemischen Inhaltsstoffe von Putzmitteln können langfristig die Gesundheit der Atemwege beeinträchtigen. Insbesondere bei Frauen, die regelmäßig beruflich oder privat putzen, gibt es offensichtlich einen Zusammenhang mit einer späteren verstärkten Abnahme der Lungenfunktion. Daher sollten Sie versuchen, den Kontakt zu schädigenden Putzchemikalien zu vermeiden. Reichlich Chemie findet man oft in Toiletten- und Rohrreinigern. Diese können ebenfalls Haut und Atemwege angreifen.

Generell sollten Sie keine Sprays und Pulver zum Reinigen verwenden, da sich deren Inhalt sehr fein verteilt und schneller eingeatmet werden kann. Besser ist es, Flüssigreiniger zu verwenden. Sie können mit einem feuchten Tuch oder einem Schwamm verteilt werden. Mikrofasertücher kommen mit sehr wenig Reinigungsmittel aus.

Nicht nur Putzmittel lösen immer häufiger allergische Reaktionen aus: Allergiker reagieren außerdem auf Konservierungsmittel oder Duftstoffe. Dies gilt auch für natürliche Duftstoffe aus Pflanzenölen. Insbesondere Zitrusöle oder Pinienharze, die in manchen Bioreinigern enthalten sind, sind als Allergie- und Asthmaauslöser bekannt. Und immer mehr Menschen reagieren auf bestimmte Kosmetika bzw. deren Inhaltsstoffe mit Kontakt- oder Kosmetikallergien in Form von juckenden Stellen und Rötungen.

Chlorphenosin und Silberchlorid

Ökotest untersuchte in der Ausgabe vom April 2023 parfümfreie Gesichtscremes und warnt vor Chlorphenosin, einem billigen und bedenklichen synthetischen Konservierungsmittel, das leider viel zu oft in Kosmetik zu finden ist. Auch Silberchlorid, das als antimikrobieller Stoff in verschiedenen kosmetischen Produkten eingesetzt wird, sollte nicht in Cremes enthalten sein, da es die Resistenzbildung von Bakterien befördern kann – „Antibiotika wirken dann nicht mehr gegen solche Keime." Auch Silikone sieht Ökotest kritisch, zum einen, weil sie die Umwelt belasten, zum anderen, weil sich diese Fette nicht so gut ins Gleichgewicht der Haut einfügen wie natürliche Öle, z. B. Jojoba-, Mandel- oder Traubenkernöl.

Allergien und Autoimmunerkrankungen

Auffällig sind die Zusammenhänge zwischen Allergien und Autoimmunkrankheiten. Beides sind Erkrankungen, die vom Immunsystem ausgehen: Sowohl bei Allergien als auch den Autoimmunerkrankungen liegt eine gestörte Steuerung zugrunde. Bei Allergien überreagiert unser Körper auf eigentlich nicht schädliche Fremdsubstanzen, bei Autoimmunerkrankungen werden sogar körpereigene Zellen und Strukturen von den eigenen Immunzellen angegriffen. Beide Probleme nehmen vor allem in Industrieländern zu. Grund dafür könnte sein, dass wir heute zu hygienisch leben, Parasiten und Infektionskrankheiten aber wichtig für die Entwicklung und Reifung des Immunsystems sind.

Bei Autoimmunerkrankungen richtet sich das Immunsystem fälschlich gegen körpereigene Strukturen, bei Allergien reagiert es übermäßig auf äußere Reize.

Prof. Dr. Cezmi Akdis vom Schweizerischen Institut für Allergie- und Asthmaforschung (SIAF) vertritt die Epithelbarriere-Hypothese. Demnach schädigen zahlreiche Substanzen das Epithel, die Schutzschicht von Haut, Lunge und Darm. Akdis führt die Zunahme von Allergien und Autoimmunkrankheiten auf Industrialisierung, Urbanisierung und den westlichen Lebensstil zurück, der uns einer Vielzahl von gesundheitsschädlichen Stoffen aussetzt.

Lokale Epitheldefekte in Haut und Schleimhäuten führen zu allergischen Erkrankungen, entzündlichen Darmerkrankungen und Zöliakie. Durch diese Beeinträchtigungen der Barriere ändern sich die Bakteriengemeinschaften im Gewebe. Im Darm tragen undichte Epithelbarrieren sowie ein gestörtes Gleichgewicht des Mikrobioms, also der Gesamtheit aller Bakterienarten, zum Ausbruch und zur Verschlimmerung chronischer Autoimmun- und Stoffwechselerkrankungen wie Diabetes, rheumatoide Arthritis, Multiple Sklerose oder Morbus Bechterew bei.

Akdis möchte die Epithelbarrieren weiter erforschen, um die molekularen Mechanismen besser zu verstehen und neue Ansätze zur Prävention, Frühintervention und Therapie zu entwickeln.

Doppelbelastung Kreuzallergien

Viele Menschen werden von mehreren Allergien gleichzeitig gequält.

Viele Menschen werden oft nicht nur von *einer* Allergie gequält. Sie reagieren auch auf „nahe Verwandte“, Stoffe, die dem Allergen biologisch oder chemisch sehr ähnlich sind. Dann muss man nicht nur häufig niesen, sondern reagiert z. B. auch auf bestimmte Lebensmittel – eine sogenannte Kreuzallergie oder Kreuzreaktion liegt vor.

Ein Beispiel: Sie sind auf Pollen allergisch und reagieren auch beim Verzehr von Nüssen mit Schwellungen und Juckreiz im Rachen. Zu den vorhandenen Symptomen können dann noch weitere hinzukommen wie Nesselsucht, Schnupfen mit Niesreiz, Husten und sogar Magen-Darm-Beschwerden.

- Wenn Sie eine Kreuzallergie haben bzw. nicht genau wissen, worauf Sie allergisch reagieren, hilft möglicherweise ein Ernährungs- bzw. Symptomtagebuch. Darin sollten Sie festhalten, wann Sie die Allergie bemerken. So gibt es bei einer Allergie gegen Frühblüher häufig sogenannte „pollenassoziierte Nahrungsmittelallergien". Dann treten z. B. Allergien auf Äpfel, Birnen, Kiwis, Sellerie, rohe Karotten, Nüsse (vor allem Haselnüsse) und teilweise rohe Tomaten auf.
- Bei den Nahrungsmittelallergien kann Erhitzen helfen. Äpfel können Sie beispielsweise als Apfelmus zubereiten.
- Zu den Plagegeistern, die eine Kreuzallergie auslösen, können auch Hausstaubmilben und Krebse, z. B. Garnelen, gehören, aber auch Bananen oder Latex. Wenn Sie Beschwerden bei den genannten Allergenen feststellen, versuchen Sie diese so weit wie möglich zu meiden.
- Wenn Sie den Auslöser „dingfest" gemacht haben, hilft möglicherweise eine Hyposensibilisierung (siehe Seite 38), um die Symptome zu lindern.
- Die Apotheke bietet rezeptfreie Medikamente an wie Nasensprays und Augentropfen sowie Allergietabletten, die bei Kreuzallergien Linderung verschaffen.

So hilft der Arzt

Kommt eine Person mit allergischen Symptomen in eine Arztpraxis, wird oft ein detektivischer Spürsinn benötigt, um den Auslöser für die Beschwerden herauszufinden. Danach stehen Ihnen viele medizinische Möglichkeiten zur Verfügung, mit denen Sie den Verlauf Ihrer Allergie lindern können.

Der Pricktest

Um eine allergische Sofortreaktion nachweisen zu können, wurde ein Allergietest, der sogenannte Pricktest, entwickelt. Er funktioniert relativ einfach: Auf die Haut des Unterarms werden im Abstand von zwei bis drei Zentimetern verschiedene flüssige Lösungen getropft. Sie enthalten häufige Allergene wie verschiedene Pollen, Gräser, Kräuter, Tierhaare bzw. -speichel und Hausstaubmilbenbestandteile. Das jeweilige Allergen und dessen Ort auf der Haut werden genau notiert. Anschließend ritzt („prickt") die Ärztin mit einer feinen Nadel, der Pricknadel oder -lanzette, jeweils die Hautstellen durch diesen Tropfen hindurch leicht ein. Das spüren Sie nur als leichten Pieks. Auf diese Weise gelangen winzige Mengen des Allergens unter die Haut. Zur Kontrolle erhalten Sie eine Kochsalzlösung auf die Haut, die keine allergische Reaktion hervorrufen kann. Dann wird noch eine Histaminlösung aufgetragen, die immer eine allergische Reaktion auslöst.

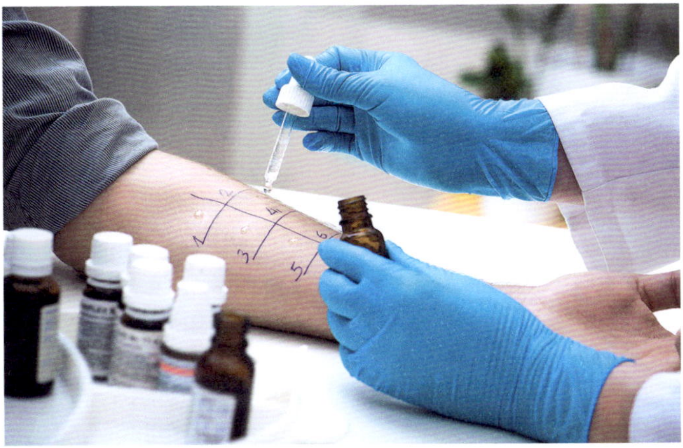

Der Pricktest: Auf die Haut des Unterarms werden verschiedene flüssige Lösungen getropft, die häufige Allergene enthalten.

Es dauert etwa fünf bis 15 Minuten, dann zeigen sich erste Schwellungen und Rötungen an den getesteten Hautstellen – wenn Sie auf das Allergen positiv reagieren. Man kann es auch so formulieren: Treten Hautreaktionen in Form von juckenden, geröteten Quaddeln auf, ist dies der Beweis, dass Sie auf diesen speziellen Stoff allergisch sind.

Es dauert etwa fünf bis 15 Minuten, bis Sie wissen, ob Sie allergisch reagieren.

Dieser Test ist in aller Regel völlig unbedenklich. Selten kommt es zu allergischen Nebenwirkungen wie Schwindel, Erbrechen, Atemnot oder einem Abfall des Blutdrucks. Sehr selten erleidet eine „geprickte" Person einen allergischen Schock.

Zur Bestätigung der Ergebnisse aus dem Pricktest können weitere Untersuchungen notwendig werden, etwa der nasale Provokationstest. In diesem Rahmen wird Ihnen das Allergen, das sich davor als positiv herausgestellt hat, in die Nase verabreicht. Kommt dann erneut eine allergische Reaktion zustande, kann diese über einen veränderten Volumenflow, also die Menge an Nasensekret, das durch die Nasenhaupthöhle fließt, nachgewiesen werden (Rhinomanometrie).

Das Notfallset

Sobald der Allergologe oder die Hausärztin erkannt hat, dass bei Ihnen eine schwere Allergie vorliegt, bekommen Sie ein Notfallset. Es besteht in Deutschland je nach Symptomatik aus drei bis vier Medikamenten:

Wichtiges Medikament des Notfallsets ist das Adrenalin, das Ihren Kreislauf stabilisiert.

Das Wichtigste ist Adrenalin. Es wirkt bei starken allergischen Reaktionen innerhalb von Sekunden und stabilisiert den Kreislauf. Mithilfe eines Notfallstifts, einem sogenannten Auto-Injektor, können Sie sich das Adrenalin innerhalb von Sekunden selbst verabreichen. Das läuft so ab: Tritt der Notfall ein, pressen Sie den Notfallstift fest auf den Oberschenkel (funktioniert auch durch die Kleidung) und drücken auf den Knopf am oberen Ende. Dadurch durchdringt eine feine Kanüle an der Spitze den Stoff der Kleidung und die Hautoberfläche. Im Inneren des Stifts befindet sich eine Feder, die dafür sorgt, dass sich innerhalb von zehn Sekunden eine Ampulle mit Adrenalin entleert.

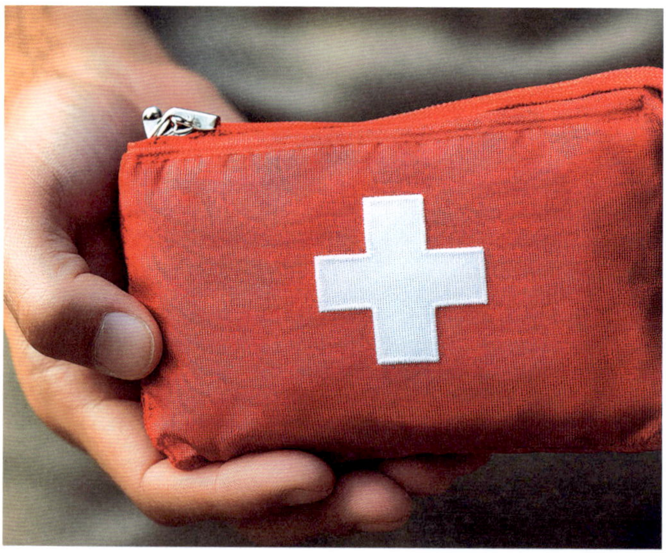

Wenn Sie eine schwere Allergie haben, bekommen Sie von Ihrer Arztpraxis ein Notfallset.

- Bekommt man nur schwer Luft, kann ein Spray, ein sogenanntes Beta-2-Mimetikum oder -Sympathomimetikum, helfen. Der enthaltene Wirkstoff erweitert die Bronchien und erleichtert auf diese Weise das Atmen.
- Hinzu kommt noch ein flüssiges Antihistaminikum, das zum Trinken gedacht ist. Leider dämpft es erst nach etwa 40 Minuten die allergische Reaktion.
- Schließlich enthält das Notfallset in der Regel noch Cortison in flüssiger Form. Auch dieses kann im Notfall schnell getrunken werden, um Spätreaktionen, also einem Allergieschock, vorzubeugen.

Ist im Fall der Fälle kein Notfallset zur Hand, müssen möglicherweise andere helfen. Hat die betroffene Person Schwierigkeiten beim Atmen, setzt man sie mit erhöhtem Oberkörper auf und lockert enge Kleidung im Hals- sowie Brustbereich. Liegen Schwierigkeiten mit dem Kreislauf vor, legt man die Person flach hin und lagert die Beine hoch. Sieht man Schwellungen der Haut, helfen Eis oder Kühlpacks, die in ein Tuch gewickelt sind. Treten Probleme im Mundraum auf, gibt man der Person Speiseeis oder Eiswürfel zum Lutschen. Zusätzlich sollte man regelmäßig Bewusstsein und Atmung kontrollieren. Ist die Person bewusstlos und atmet, bringt man sie in die stabile Seitenlage. Fehlt die Atmung, muss man sofort die Notfallambulanz (112) rufen und mit der Wiederbelebung beginnen.

Medikamente

Gegen Allergien gibt es eine Vielzahl von Medikamenten. Viele sind rezeptfrei in der Apotheke erhältlich, andere, stärker wirkende Mittel mit bestimmten Wirkstoffen können nur von der Hausärztin oder dem Allergologen verschrieben werden. Sie können zwar nicht heilen, aber manche Symptome lindern.

Mediziner bezeichnen Antihistaminika auch als Antiallergika, Histamin-Rezeptorblocker oder Histamin-Rezeptorantagonisten.

Antihistaminika

Das Mittel erster Wahl sind Antihistaminika. Histamin spielt eine Schlüsselrolle als Botenstoff bei allergischen Reaktionen vom Soforttyp. Während einer Allergie werden Botenstoffe ausgeschüttet, vor allem Histamine. Antihistaminika besetzen die Andockstellen, die Rezeptoren dieser Histamine. Dadurch können sie nicht mehr andocken und eine Wirkung auslösen. Das Ergebnis: Die allergische Reaktion wird abgeschwächt.

Antihistaminika sind Medikamente, die die Wirkung des Hormons Histamin blockieren oder aufheben. Ihre Wirkung entfalten sie, indem sie die Histamin-Rezeptoren besetzen. Dies führt zu einer Besserung vieler allergiebedingter Beschwerden. Es gibt sie in Form von Nasensprays und als Augentropfen.

Symptome bei zu viel Histamin im Körper

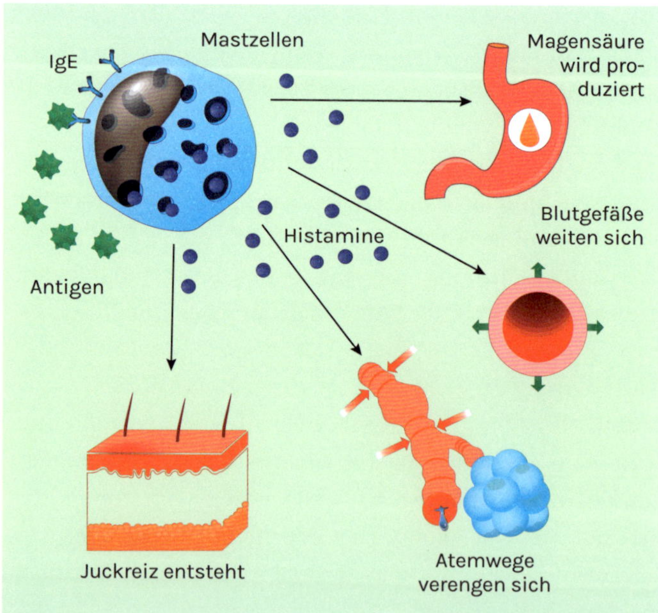

Der große Vorteil der Antihistaminika ist, dass sie schnell wirken: Sie helfen in der Regel bereits nach einer Viertel- oder halben Stunde. Und sie wirken auch nur dort, wo die Beschwerden auftreten, z. B. auf der Binde- oder in der Nasenschleimhaut. Da sie fast nicht in den Blutkreislauf übergehen, gibt es auch kaum Nebenwirkungen. Allenfalls können ein leichtes Brennen oder eine Reizung der behandelten Schleimhäute, Mundtrockenheit, Schwindel und Kopfschmerzen auftreten.

Ein Nachteil von Antihistaminika als Nasenspray oder Augentropfen ist: Sie können müde machen, und sie helfen beim allergischen Schnupfen nur bei leichten Beschwerden wie mäßigem Niesreiz und Fließschnupfen. Auch bei leichtem Jucken und Tränen der Augen sollten sie wirken. Sind die Symptome jedoch stärker, empfehlen sich verschreibungspflichtige Antihistaminika in Tablettenform und/oder cortisonhaltige Nasensprays.

Inzwischen gibt es sogenannte Antihistaminika der „zweiten Generation“. Sie machen allenfalls in geringem Maße müde und haben trotzdem eine ausgezeichnete antiallergische Wirkung. Sie bekommt man in der Regel rezeptfrei. Wirken sie nicht ausreichend, können Sie über Ihre Arztpraxis auf rezeptpflichtige Antihistaminika der dritten Generation zurückgreifen.

Schließlich gibt es noch Antihistaminika in Tablettenform. Sie helfen nicht nur bei der kurzzeitigen Behandlung einer Pollenallergie, sondern auch bei einer längerfristigen Behandlung einer Hausstaubmilben- oder Tierhaarallergie, die ganzjährige Beschwerden verursachen. Auch Menschen mit Heuschnupfen, die auf verschiedene Pollen allergisch reagieren und fast das ganze Jahr geplagt sind, helfen sie und kommen auch bei Nahrungsmittelallergien, Nesselsucht oder Medikamentenallergien erfolgreich zum Einsatz. Auch den quälenden Juckreiz bei einer Neurodermitis können Antihistaminika in Tablettenform beenden.

Kortikosteroide

Kortikosteroide werden oft vereinfacht „Kortison" oder auch „Cortison" genannt.

Kortikosteroide sind die stärksten Medikamente zur Reduzierung von Entzündungen im Körper. Sie werden bei Entzündungen angewendet, so auch bei Asthmaanfällen und schweren allergischen Reaktionen. Kortikosteroide werden synthetisch hergestellt und imitieren die Wirkung von Cortisol, einem Steroidhormon, das in der Rinde der Nebennieren (dem Kortex) gebildet wird – daher auch die Bezeichnung „Kortikosteroide". Viele synthetische Kortikosteroide wirken stärker als Kortisol. Bei den meisten hält die Wirkung auch länger an.

Kortikosteroide können auf folgende Weise verabreicht werden:

- in Venen, Muskel oder Gelenk
- in Mund, Haut oder Augen
- zum Inhalieren

Asthma z. B. lässt sich durch Inhalieren einer Kortikosteroidlösung behandeln. Bei Heuschnupfen kann ein Nasenspray verwendet werden. Das Nasenspray hilft bei allergischem Schnupfen und hemmt die Entzündung der Nasenschleimhaut. Dadurch, dass es nur örtlich wirkt und kaum ins Blut gelangt, sind auch die Nebenwirkungen, die sonst bei Kortikosteroiden auftreten können, nicht zu befürchten. Es kann höchstens zu Niesen, Kopfschmerzen, Nasenbluten, einem unangenehmen Geschmack im Mund oder Nasen- oder Halsschmerzen kommen. Bedenken sollten Sie auch, dass diese Sprays nicht sofort wirken, sondern erst nach zwei bis vier Tagen.

Kortikosteroide sollten nur eingesetzt werden, wenn Antihistaminika und Mastzellstabilisatoren (siehe Seite 30) nicht ausreichen. Da Kortikosteroide die Nasenschleimhaut angreifen können, wenn man sie zu lange anwendet, sollten Sie das Nasenspray nicht länger als zwei bis drei Monate benutzen.

Achten Sie auch auf etwaige Konservierungsmittel im Spray: Sie können die Schleimhäute schädigen und sind oft auch noch selbst Allergieauslöser. Daneben gilt: Bei einer Allergie wenden Sie besser keine „normalen“ Nasentropfen mit abschwellender Wirkung an und verzichten auch auf Kombinationspräparate und die normalen Augentropfen, die man in der Drogerie oder Apotheke bekommt.

Nebenwirkungen der inhalierten Kortikosteroide können Heiserkeit und Pilzbefall der Mundschleimhaut (Candidose oder Mundsoor) sein. Dem können Sie zumindest teilweise vorbeugen, indem Sie die Medikamente vor den Mahlzeiten inhalieren und/oder anschließend den Mund gut spülen.

Stärkere Nebenwirkungen treten auf, wenn Sie die Kortikosteroide höher dosiert und langfristig einnehmen: Dann kann es zu Gewichtszunahme, einem Anstieg des Blutzuckerspiegels, Knochenentkalkung bzw. Abnahme der Knochensubstanz (Osteoporose), Störungen des Mineralhaushalts, Vollmondgesicht, Wassereinlagerungen, grauem und grünem Star und bei Kindern zu einer Wachstumsverzögerung kommen.

Dennoch: Leiden Sie unter besonders starken Allergiebeschwerden, hilft alles nichts außer Kortikosteroiden, und dann sind sie ein Segen! Man sollte sie am besten nur kurze Zeit, das heißt: nicht länger als zwei Wochen, einnehmen – anschließend langsam reduzieren. Ihr Arzt verschreibt Kortikosteroide in der Regel, wenn Sie beispielsweise akut an ausgeprägten Hautproblemen leiden, verursacht durch eine Medikamentenallergie. Auch wenn sich

Leiden Sie unter besonders starken Allergiebeschwerden, helfen nur Kortikosteroide!

Ihr Asthma so massiv verschlechtert, dass Sie es nicht mehr anders in den Griff bekommen, setzt man sie ein.

Weniger geeignet sind Kortikosteroide bei schweren Schüben einer Neurodermitis. Gar nicht sollte man bei einem allergischen Schnupfen dazu greifen, da es inzwischen sehr gut wirksame und nebenwirkungsärmere Therapien gibt.

Mit Placebos gegen Allergien?

Der Begriff „Placebo“ kommt aus dem Lateinischen und heißt übersetzt „ich werde gefallen“. Bei einer Placebotherapie wird zum Beispiel der Wirkstoff in einer Tablette weggelassen, es werden also Scheinmedikamente gegeben, die andere oder keine medizinischen Substanzen enthalten. Wirkt das Placebo ähnlich oder gleich dem eingesetzten Medikament, liegt der Verdacht nahe, dass sich der Körper hier selbst helfen kann.

Entdeckt wurde der Effekt aus der Not heraus: Der amerikanische Arzt Henry Beecher half am Ende des Zweiten Weltkriegs in einem Feldlazarett. Aufgrund der vielen Verwundeten ging ihm das Morphium aus. Um dennoch zu helfen, spritzte er den Verletzten stattdessen eine einfache Salzlösung. Das Ergebnis: Die Lösung half oft genauso gut wie Morphium.

Auch bei Allergikern konnten mit einem Placebo deutliche Verbesserungen hinsichtlich verstopfter Nase und Augenjucken erzielt werden. Tatsächlich konnte hier nur mit einem grün gefärbten Getränk als Placebo ein Rückgang der Symptome beobachtet werden.

Wissenschaftler testeten auch die Aktivität der sogenannten Basophilen im Blut, das sind Körperzellen, die aktiver sind und häufiger auftreten, wenn man allergisch reagiert. Mit anderen Worten: Je geringer die Aktivität der Basophilen, desto geringer die allergische Reaktion. Man stellte fest, dass Wasser als Placebo so gut wie gar keine Wirkung hatte. Verabreichte man jedoch ein grün gefärbtes Getränk, wirkte es fast so gut wie ein Medikament.

Das Immunsystem lässt sich also tatsächlich allein durch den Glauben, ein wirksames Medikament zu sich zu nehmen, umtrainieren, indem es das subjektive Empfinden und die Symptome verbessert. Oder anders ausgedrückt: Man sollte als Allergiker dem Arzt und entsprechenden Wirkstoffen Glauben schenken. Dann helfen sie.

Biologika

Seit einiger Zeit setzt man auch sogenannte Biologicals (Biologika) ein. Darunter versteht man gentechnisch hergestellte Arzneistoffe, die bestimmten körpereigenen Substanzen ähneln und die direkt in die menschliche Immunantwort eingreifen. Sie müssen jedoch gespritzt oder als Infusion verabreicht werden. Biologika binden und hemmen die Entzündungsbotenstoffe TNF-Alpha und Interleukin-1. In der Regel handelt es sich um Antikörper, es können jedoch auch Eiweiße sein, die an eine andere Struktur binden können.

Vor allem werden sie bei Autoimmunerkrankungen eingesetzt. Jedoch gibt es auch Therapieoptionen bei schwerem Asthma bronchiale, Neurodermitis und Urtikaria.

Weitere Wirkstoffe

Betamimetika

Betamimetika, ganz korrekt Beta-2-Sympathomimetika, erweitern die Bronchien. Die natürlichen Substanzen, die die Betamimetika nachahmen, sind Botenstoffe wie Adrenalin und Noradrenalin. Sie haben vielfältige Funktionen im Körper und wirken insgesamt aktivierend. Im Bronchialsystem sorgen sie für eine Erschlaffung der Muskulatur (Bronchodilatation). Dadurch werden die Atemwege weiter, wir können kräftiger atmen und mehr Sauerstoff aufnehmen.

Es gibt sie in zwei Formen, den lang wirksamen und den kurz wirksamen Betamimetika. Sie sind für die Dauertherapie gedacht und werden ein- bis zweimal täglich inhaliert, jeweils in Kombination mit inhalativen Kortikosteroiden.

Theophyllin

Der Begriff Theophyllin lässt sich auf Teeblätter zurückführen, aus denen der Arzt Albrecht Kossel im Jahr 1888 das erste Mal geringe Mengen des Stoffes isolierte.

Theophyllin ist ein Medikament, das bei mittelgradigem bis schwerem Asthma gemeinsam mit lang wirksamen Betamimetika zum Inhalieren und Cortison-Inhalationssprays angewendet werden kann. Diese Tabletten erweitern die Bronchien, indem sie die glatte Muskulatur erschlaffen lassen, und reduzieren den Druck in den Blutgefäßen der Lunge.

Verglichen mit den lang wirksamen Betamimetika zum Inhalieren und den Kortisonsprays sind sie deutlich schlechter verträglich. Das bedeutet, es können z. B. Herzrhythmusstörungen, Kopfschmerzen, Schlaflosigkeit, Krampfanfälle und Magen-Darm-Beschwerden auftreten. Die Therapie muss mit Theophyllin-Blutspiegel-Messungen überwacht werden.

Leukotrienrezeptorantagonisten

Diese Tabletten verhindern, dass Leukotriene (das sind Botenstoffe, die ähnlich dem Histamin an der Entwicklung der Entzündungsreaktion mitbeteiligt sind) an ihre Rezeptoren binden, und wirken antientzündlich. Nebenwirkungen können Kopf- und Bauchschmerzen oder Schlafstörungen sein. Diese Arzneistoffe sind nur bei Menschen mit leichtem bis mittelschwerem chronischem Asthma zugelassen, bei denen Beta-2-Sympathomimetika- und Cortison-Inhalationssprays nicht befriedigend wirken. Sie helfen nicht in jedem Fall: Ist nach ein bis zwei Monaten Behandlungsdauer keine Besserung eingetreten, wirkt das Präparat vermutlich nicht. Dann sollten Sie mit Ihrem Arzt oder Ihrer Ärztin sprechen, wie es weitergehen könnte.

Mastzellstabilisatoren

Mastzellstabilisatoren, z. B. Cromoglicinsäure, gibt es in Nasensprays und Augentropfen, die entweder direkt auf die Nasenschleimhaut gesprüht oder in die Augen geträufelt werden. Dadurch verhindern sie die Freisetzung von Histamin sowie anderer Entzündungsstoffe aus den Abwehrzellen der Schleimhäute – mit der Folge, dass diese Stoffe dann nicht mehr ins Gewebe oder in die Blutbahn gelangen. Es dauert ein bis zwei Wochen, bis diese Wirkung eintritt. Somit helfen sie nicht bei akuten Beschwerden. Man kann sie jedoch als vorbeugende Behandlung bei einem leichten allergischen Schnupfen verwenden, weil sie gut vertragen werden.

Teure Forschung

In den USA, wo es 30 Millionen Asthma-Betroffene gibt, verfolgt man einen Heilansatz mit Zytokinen. Das sind Botenstoffe, die mit verschiedenen Zellen im Körper kommunizieren. Genau dieses System ist bei Allergikern gestört, sodass es zu Entzündungen kommen kann. Hier setzt man an: Man hat ein Medikament entwickelt, das auf zwei Proteine reagiert, die die Entzündung verursachen. Spritzt man sich diese beiden Eiweiße, können sie nicht mit anderen Zellen kommunizieren und die Immunreaktion auslösen. Diese Injektion muss alle zwei Wochen stattfinden, dann wird der Entzündungsprozess gestoppt.
Dieses Medikament ist jedoch sehr teuer. In Frankreich ist es für Asthma und allergische Dermatitis zugelassen und kostet vier Millionen Euro pro Monat. Dies zeigt ganz deutlich, dass die Zunahme der Allergien nicht nur unser Gesundheitssystem vor ein Problem stellt.

Hyposensibilisierung

So hilfreich die genannten Medikamente sind, sie können die Symptome zwar beseitigen oder lindern, die Allergie selbst verschwindet aber dadurch nicht. Wenn Sie Medikamente reduzieren oder vermeiden möchten, ist es daher sinnvoll, Auslöser bzw. Trigger Ihrer Allergie zu kennen. Im nächsten Schritt können Sie Ihre Allergie dann effektiver und nebenwirkungsarm mit natürlichen Mitteln in den Griff bekommen.

Bei der Hyposensibilisierung wird das Immunsystem langsam an die allergieauslösenden Stoffe gewöhnt.

Bei einer Hyposensibilisierung, auch als spezifische Immuntherapie oder Allergen-Immuntherapie (AIT) bezeichnet und landläufig als Desensibilisierung bekannt, bekommen Sie die relevanten Allergene in steigender Dosierung so lange verabreicht, bis Sie auf diese Allergene nicht mehr oder nur noch wenig allergisch reagieren. Damit wird das Immunsystem langsam an die allergieauslösenden Stoffe gewöhnt.

Hyposensibilisierung auf einen Blick

Funktion:	Immuntherapie zur Dämpfung allergischer Reaktionen
Für:	Erwachsene und Kinder ab fünf Jahren
Arten:	Injektion und Tabletten
Allergien:	Pollen, Hausstaubmilben, Insektengift, Tierhaare
Dauer:	drei bis fünf Jahre
Nebenwirkungen:	Kopfschmerzen und Juckreiz
Erfolg:	90 Prozent für zehn Jahre bei Hausstaubmilben und Pollen
Kosten:	zwischen1.800 und 6.500 Euro über drei Jahre, werden meist von Krankenkassen übernommen
Achtung:	bei Schwangerschaft, Krebs, Autoimmunerkrankungen und wenn bestimmte Medikamente eingenommen werden

Man beginnt mit kleinsten Mengen eines Allergens, die gerade noch vertragen werden. Anschließend steigert man diese Konzentration. Sie fangen z. B. bei Nüssen mit 2 mg an, das ist etwa der 80. Teil eines Nusskerns, und verdoppeln diese Konzentration einmal im Monat. Diese Dosis darf nur unter ärztlicher Aufsicht verändert werden, um Immunreaktionen zu vermeiden. Dieses Verfahren wiederholen Sie so oft, bis Sie vier Nüsse auf einmal essen können.

Das Allergen wird über Tropfen oder Schmelztabletten eingenommen, die unter die Zunge geträufelt oder gelegt werden, von wo aus sie über die Mundschleimhaut aufgenommen werden, oder mit steigender Dosis in der Arztpraxis unter die Haut gespritzt.

Diese Immuntherapie, die von spezialisierten Allergologen durchgeführt werden sollte, kann in vielen Fällen helfen, den Medikamentenverbrauch zu senken und Symptome zu lindern. Doch nur zehn Prozent der Menschen, die sie angefangen haben, halten bis zum Ende durch. Wenn Sie sich das vorher klarmachen, haben Sie bessere Chancen, zu dieser Minderheit zu gehören!

Allergien bei Kindern

Sie haben es zu Beginn des Buches schon gelesen: Allergien haben eine genetische Komponente. Haben Mutter oder Vater eine Allergie, besteht eine Wahrscheinlichkeit von ungefähr 20 Prozent, dass auch ihr Kind daran erkrankt. Sind beide Eltern betroffen, liegt sie sogar bei über 50 Prozent. Außerdem vermutet man, dass ungefähr zehn Prozent der Kinder in ihrem Leben einen allergischen Schnupfen bekommen. Diese spezielle Allergie ist eine der häufigsten chronischen Erkrankungen bei Kindern. Oft hat ein allergischer Schnupfen andere Erkrankungen zur Folge, wie Nasennebenhöhlenentzündungen, Hautausschläge oder Asthma.

Geschätzt etwa 13 Prozent der Kinder entwickeln eine Neurodermitis, bis zu fünf Prozent ein allergisches Asthma. Die Gründe dafür sind noch nicht ganz klar. Vererbung ist häufig ein Grund für eine Allergie, dazu kommen zahlreiche Umweltfaktoren wie Zigarettenrauch. Und nicht nur Passivrauchen ist nachweislich schädlich für Kinder, sondern auch Stoffe, die im Rauch von Kaminluft und Holzöfen enthalten sind. Bestimmte Faktoren können also durch umsichtige Eltern früh vermieden werden.

Das Entstehen von Allergien vermeiden

Kinder benötigen Schmutz, um ihr Immunsystem zu trainieren. Das heißt: Buddeln im Matsch und Toben im Park, Tiere streicheln und die Umwelt mit dem Mund erkunden können wichtige Reize für das sich entwickelnde Immunsystem sein. Einer Hypothese zufolge richtet sich die Immunabwehr des Kindes auch gegen harmlose Substanzen wie Pollen, Tierhaare oder Hausstaubmilben, wenn dieses Training fehlt.

Günstig auf das Allergierisiko soll sich auch eine Betreuung der Kinder in einer Kita im Alter von 18 bis 36 Monaten auswirken, wo sie mit vielen anderen Kindern in Kontakt kommen, sowie Impfungen, etwa gegen Masern, Mumps und Röteln: Tatsächlich schützen die Impfungen nicht nur vor den entsprechenden Erkrankungen, sondern reduzieren auch das Risiko, eine Allergie zu entwickeln.

Kinder benötigen Schmutz, um ihr Immunsystem zu trainieren.

Als Eltern können Sie allergieauslösende Substanzen auch umgehen, wenn Sie für die Reinigung der Babykleidung duftstofffreies Waschmittel verwenden oder keinen zusätzlichen Spülgang nutzen. Vorsicht ist besonders bei dem Spielzeug geboten, an dem ein Kind herumschleckt oder mit dem es viel Hautkontakt hat: Viele Spielsachen enthalten Nickel, Duftstoffe oder Konservierungsmittel, die Allergien verursachen können. Beispielsweise werden zur Konservierung von Knetmasse Isothiazolinone verwendet, die Kontaktallergien zur Folge haben können.
Was Sie für Ihr Kind noch tun können:

- Auf die Anschaffung von Haustieren wie Hunden, Katzen, Hamstern oder Vögeln verzichten. Fische oder Schildkröten haben weder Fell noch Federn und stellen kein Hindernis dar. Räume und Betten gut lüften und feuchte Topfpflanzen entfernen, um Schimmelpilze zu vermeiden. Um Hausstaubmilben das Leben schwerzumachen, hilft es, die Bettwäsche regelmäßig bei mindestens 60 °C zu waschen.
- Bescheren Sie dem Teddy einen „Winterurlaub" im Gefrierfach, aus dem er gesund und milbenfrei zurück-

kommt. Damit er wirklich ganz sauber wird, muss er danach ebenfalls in die Waschmaschine.

Allergene vermeiden

Liegt bei Ihrem Kind eine Allergie vor, so muss es das Allergen möglichst meiden. Zudem muss man die Allergie behandeln lassen, da sie sich sonst verschlimmern kann. Das heißt, dass z. B. aus einem „einfachen" Heuschnupfen ein allergisches Asthma entstehen kann. Erfragen Sie bei Ihrer Ärztin oder beim Allergologen die wirksamsten und verträglichsten Behandlungsmöglichkeiten. Das ist bereits für Einjährige möglich.

Antibiotika und Asthmarisiko

Auch bei Allergien gilt: Antibiotika sollten nur dann eingesetzt werden, wenn es keine Alternativen gibt.

Antibiotika erhöhen das Asthmarisiko. Die Darmflora benötigt mindestens ein Jahr Zeit, um sich von einer Antibiotika-Behandlung zu erholen. Bekommt ein Kind in den ersten Lebensjahren mehrfach Antibiotika, kann sich sein Mikrobiom kaum regenerieren und verändert sich langfristig. Sogenannte Makrolid-Antibiotika können die Darmflora nachhaltig schädigen, denn dadurch reduziert sich die Vielfalt der Darmbakterien deutlich. Nützliche Mikroben gehen dadurch stark zurück und sind teilweise kaum noch nachweisbar. Dafür findet man andere, ungünstige Bakterientypen wie Proteobacteria und Bacteroides häufiger. Das wiederum erhöht das Risiko für Asthma und Übergewicht. Auch bestimmte Verdauungsenzyme werden langfristig in geringeren Mengen gebildet. Diese Medikamente sollten daher nur eingesetzt werden, wenn es keine Alternativen gibt.

Der Bauernhof-Effekt

Kinder, die auf einem Bauernhof groß werden, kommen von klein auf mit den unterschiedlichsten Allergenen in Kontakt und neigen nachweislich im späteren Leben weniger zu Allergien. Diesen „Bauernhof-Effekt“ kann man sich auch zunutze machen, wenn man in der Stadt wohnt. Gehen Sie mit Ihren Kindern auf öffentliche Spielplätze oder, noch besser, möglichst oft in die freie Natur und in den Wald und desinfizieren Sie nicht gleich alles, was dem Kind aus der Hand gefallen ist. Auch ein Urlaub auf dem Bauernhof begünstigt die Allergieresistenz Ihres Nachwuchses.

Fördern Impfungen die Entwicklung von Allergien?

Infekte können Allergiesymptome verschlechtern, Impfungen können dies verhindern. Empfohlen wird im Herbst eine Grippeimpfung. Zusätzlich kann eine Pneumokokken-Schutzimpfung vor einer gefährlichen Lungenentzündung schützen.

Impfungen fördern keine Allergien.

Das Robert Koch Institut gibt bei der immer mal wieder geäußerten Behauptung, dass Impfungen Allergien fördern, zum Glück Entwarnung: Das RKI vermutet, dass ein vermeintlicher Zusammenhang zwischen der Entwicklung von Impfstoffen in den vergangenen 30 Jahren und dem gleichzeitigen Anstieg von Allergien gesehen wird. In methodisch zuverlässigen Untersuchungen konnte dieser allerdings nicht bestätigt werden, im Gegenteil: Es gibt „vereinzelte Hinweise, dass Impfungen vorübergehend vor neuen Allergien schützen könnten“. Tatsache ist, dass Impfungen keine Allergien fördern.

Allergien natürlich behandeln

Von alternativen Heilmethoden versprechen sich viele Betroffene eine Behandlung ohne Nebenwirkungen und mit weniger Chemie, aber helfen sie auch? In diesem Kapitel erfahren Sie, welche Therapieverfahren und Möglichkeiten der natürlichen Selbsthilfe sich zur allgemeinen Behandlung aller Allergien eignen – und wovon Sie besser die Finger lassen sollten.

Die entzündungshemmende Ernährung

Neigen Sie zu einer Allergie, kann eine veränderte Ernährung Ihnen helfen, die Symptome zu lindern. Mit einer darmgesunden, entzündungshemmenden Ernährung kann man viel für ein stabiles Immunsystem tun. Dafür sollte sie reich an entzündungshemmenden Lebensmitteln und möglichst vollwertig und ballaststoffreich sein, mit sehr viel verträglichem Gemüse. Und natürlich sollten Sie bekannte allergieauslösende Lebensmittel meiden.

Was genau versteht man unter einer Entzündung? Gibt es eine Stelle am Körper, die sich rötet, brennt und schließlich anschwillt, sind das Anzeichen einer Entzündung. Diese sind erst einmal eine normale Reaktion des Immunsystems. Es reagiert damit üblicherweise auf Krankheitserreger oder Schadstoffe, die es mithilfe der weißen Blutkörperchen abwehrt und damit den Heilungsprozess in Gang setzt.

Von einer Entzündung sprechen wir aber nicht nur, wenn sich zum Beispiel eine Schnittwunde mit Bakterien infiziert hat, sondern auch, wenn der Körper versucht, den schädlichen Reiz zu bekämpfen. Entzündungen können also ganz verschiedene Ursachen haben: äußere Verletzungen, aber auch die Einwirkung von Chemikalien oder Strahlung und Krankheitserregern wie Bakterien oder Viren.

Eine ungesunde Ernährung, zu wenig Bewegung, diverse Umweltfaktoren und chronischer Stress können diese Entzündungsprozesse in unserem Körper dann geradezu befeuern. Die Folge ist eine „silent inflammation", auch „stille Entzündung" genannt. Eine stille Entzündung kann im Gegensatz zur klassischen lange unbemerkt bleiben.

Wenn der Entzündungszustand zur Dauersituation wird, drohen ernsthafte Erkrankungen wie Diabetes, Rheuma oder sogar Krebs. Die gute Nachricht lautet aber: Auf den Verlauf einer Entzündung hat unsere Ernährung entscheidenden Einfluss.

Auf den Verlauf einer Entzündung hat unsere Ernährung entscheidenden Einfluss.

Entzündungshemmende Lebensmittel

Oft kann eine Ernährung, die wenige entzündungsfördernde Stoffe enthält, beziehungsweise die reich an entzündungshemmenden Inhaltsstoffen ist, den Verlauf entzündlicher Erkrankungen positiv beeinflussen. Inhaltsstoffe, die Entzündungen vorbeugen, sind vorwiegend pflanzlich. Will man seinem Körper also etwas Gutes tun,

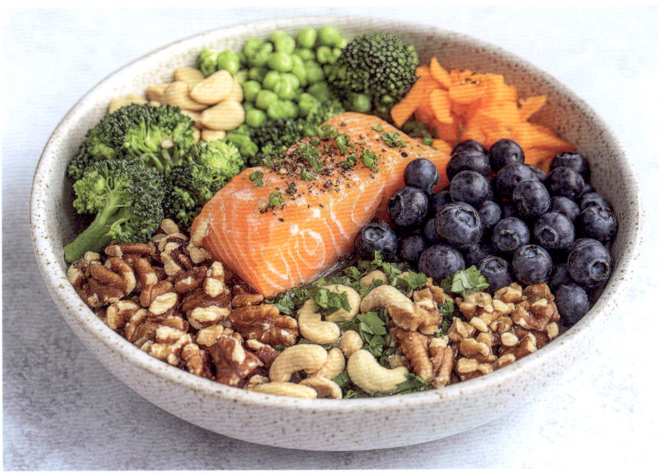

Die entzündungshemmende Ernährung: Bunt und voller sekundärer Pflanzenstoffe

sollte man sich möglichst vegetarisch ernähren. Denn über die Pflanzenkost nimmt man zum Beispiel entzündungshemmende sekundäre Pflanzenstoffe auf. Dazu gehören die Flavonoide oder die Carotinoide, die für ihre entzündungshemmende und auch antioxidative Wirkung bekannt sind. Die besten entzündungshemmenden Lebensmittel sind:

- **Obst,** dabei vor allem Kirschen, Granatäpfel, Pflaumen, Heidel-, Sanddorn- und andere Beeren, Hagebutten, Zitrusfrüchte wie Orangen und Ananas.
- **Gemüse,** vor allem Brokkoli und andere Kohlsorten, Portulak, Möhren, rote Paprika, Rote Bete und Soja.
  - Zwiebeln und Knoblauch enthalten entzündungshemmende Schwefelverbindungen.
  - Weißkohl mildert Magenschleimhautentzündungen. Außerdem enthalten diverse Kohlarten mehr antientzündliches Vitamin C als Orangen.
  - Sehr viel Vitamin C enthalten rohe rote Paprika. Außerdem findet man in ihnen viele Antioxidantien.
  - Auch Sojabohnen sind reich an Antioxidantien, Zink und sekundären Pflanzenstoffen, die zusätzlich auch den Cholesterinspiegel senken. Wenn Sie nicht allergisch auf Soja reagieren, sollten Sie bei Sojasoße, Sprossen, Tofu, Tempeh und Co. nicht sparen.
- **Fisch:** In den fetten Kaltwasserfischen wie Hering, Makrele und Lachs stecken reichlich Omega-3-Fettsäuren. Deshalb werden sie ein- bis zweimal die Woche insbesondere bei rheumatischen Erkrankungen empfohlen.
- **Fette:** Natives – also nicht raffiniertes – Olivenöl ist gut fürs Herz und die Gefäße. Seine Vitamine und Polyphenole wirken antioxidativ und schützen vor Entzündungen des Körpers. Die meisten Omega-3-Fettsäuren hemmen Entzündungen. Sie sind enthalten in Pflanzenölen wie Lein-, Walnuss- und Rapsöl.

- **Kräuter** und **Gewürze,** allen voran Kurkuma (Gelbwurz), Kreuzkümmel (Cumin), Zimt, Ingwer, Chili, Knoblauch, Pfeffer, dann Kamille und Salbei. Kurkuma ist typischerweise in Currys zu finden. Das enthaltene Curcumin lindert Entzündungen. Ingwer setzt man sowohl in der traditionellen chinesischen als auch der ayurvedischen Medizin gegen Entzündungen ein, z. B. bei Rheuma. Er enthält schmerzlindernd wirkende ätherische Öle und Antioxidantien. Letztere entschärfen die Wirkung der freien Radikale im Körper, die die Alterung beschleunigen und Entzündungen fördern können. Kamille und Salbei eignen sich besonders als Tee. Nicht nur bei Halsschmerzen wirken sie entzündungs- und keimhemmend.
- Auch **Getränke** gehören zum Teil zu den Entzündungshemmern, z. B. Grüntee, Traubensaft und Kaffee. Kaffee, maßvoll und am besten mit etwas Milch genossen, wirkt durch die enthaltenen Polyphenole entzündungshemmend (nicht zu empfehlen ist er bei Reflux und Darmbeschwerden). Im grünen Tee sind Katechine enthalten. Sie zählen zu den stärksten Antioxidantien. Deshalb wirkt grüner Tee keimhemmend und immunstärkend.
- Die gesunden Antioxidantien von **Kakao** findet man viel in einem Stückchen hochprozentiger Zartbitterschokolade (70 Prozent und mehr). Sie gelten als entzündungshemmend.

Antioxidantien

Früchte, Gemüse und Ballaststoffe enthalten viele Antioxidantien. Das sind Stoffe, die aggressive Sauerstoffverbindungen im Körper, die sogenannten freien Radikale, abfangen und unschädlich machen. Sie entstehen bei Stoffwechselvorgängen im Körper, aber auch durch den Einfluss von gesundheitsschädlichen Stoffen oder UV-Strahlen.

Zu den Antioxidantien gehören Vitamine, Mineralstoffe und die sekundären Pflanzenstoffe.

Freie Radikale verursachen im Körper oxidativen Stress, rufen also Entzündungsreaktionen hervor. Sie bieten die Grundlage für Asthma und andere Allergien.

Antioxidantienreiche Lebensmittel

Vitamin C	Orangen, Zitronen, Brokkoli, rote Paprika, Johannisbeeren, Sanddorn, Kiwi
Vitamin E	Weizenkeimöl, Sonnenblumen- und Kürbiskerne, Hasel- und Erdnüsse, Mandeln, Roggen
Vitamin B2	Bierhefe, Weizenkeimlinge, Parmesan, Leinsamen, Makrele, Hühnerei
Zink	Kürbiskerne, Leinsamen, Edamer- und Bergkäse, Weizenkleie und -keimlinge, Emmentaler
Selen	Kokosnüsse und Sesamsamen
Carotinoide	Möhren, Aprikosen, Melonen, Mangos, Grünkohl, Spinat, Süßkartoffeln, Tomaten, Erbsen, Brokkoli
Flavonoide	vor allem in den Randschichten von Obst und Gemüse, z. B. in Apfel- und Birnenschalen oder in der Haut von Tomaten und Beeren
Phenolsäuren	Grünkohl, Weizenvollkorn, Weißkohl und Radieschen
Sulfide	Knoblauch, Zwiebeln, Lauch, Schnittlauch, Kohlgewächse
Phytoöstrogene	Sojabohnen und andere Hülsenfrüchte, Kuhmilch, Vollkorngetreide

Ballaststoffe

Ballaststoffe in Obst, Gemüse und Getreideprodukten können uns vor krankhaften Entzündungsreaktionen im Körper schützen. Dagegen kann eine Ernährung ohne sie das Allergierisiko erhöhen. Dies scheint an den Darmbakterien zu liegen, die aus Ballaststoffen Buttersäure freisetzen. Diese Säure scheint eine entzündungshemmende Wirkung zu haben. Im Unterschied dazu kann fettreiches Essen Entzündungsprozesse verstärken.

Nicht nur bei Allergien, auch um das Risiko für andere Krankheiten, wie Herz-Kreislauf-Erkrankungen und Fettleibigkeit zu verringern, empfehlen Experten für Erwachsene eine Zufuhr von mindestens 30 g Ballaststoffen pro Tag.

Um möglichst viele Ballaststoffe in die Nahrung zu bekommen, ist eine vielseitige, vorwiegend pflanzliche Ernährung mit viel Abwechslung gefragt, da die Ballaststoffe in den einzelnen Lebensmitteln unterschiedlich zusammengesetzt sind und die jeweiligen Wirkungen variieren. Stellen Sie sicher, dass Sie eine Mischung der unterschiedlichen Bestandteile und Wirkungen erreichen: ungefähr die Hälfte der Ballaststoffe aus Getreide und seinen Erzeugnissen, der Rest aus Hülsenfrüchten, Gemüse und Obst.

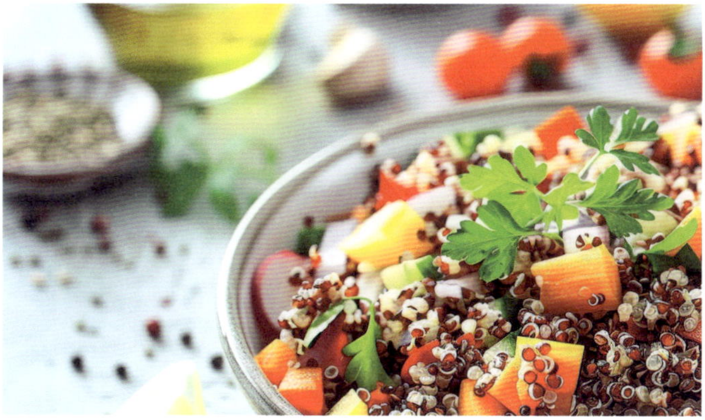

Die Hälfte der Ballaststoffe sollte aus Getreide, der Rest aus Hülsenfrüchten, Gemüse und Obst bestehen.

Besonders hoch ist der Ballaststoffanteil in den Randschichten von Getreidekörnern. Deshalb finden Sie reichlich Ballaststoffe in Getreideflocken, Vollkornnudeln und Naturreis. Bei Brot sollten Sie auf Mehl mit hohem Ausmahlungsgrad achten, Vollkornerzeugnisse oder Brot aus Schrot liefern die größten Mengen. Dagegen enthalten Zucker, Fett und Weißmehl so gut wie keine Ballaststoffe.

Weizen als ganzes Korn enthält 10,9 g Ballaststoffe, das daraus hergestellte Mehl (Type 405) nur noch 4,0 g. 100 g Weizenvollkornbrot enthalten 7,5–9 g Ballaststoffe, dieselbe Menge Weißbrot ca. ein Drittel (3,5 g) davon.

Dabei muss Vollkorn nicht zwangsweise dunkel und mit groben Körnern sein. Weizenvollkornbrot ist z. B. fein und recht hell. Wichtig ist, dass zum Mahlen das gesamte Korn verwendet wird und nicht auf den Keimling und ballaststoffreiche Randschichten verzichtet wird. Die Farbe spielt nur eine untergeordnete Rolle. Oft wird mithilfe von Zusätzen wie Zuckerrübensirup eine dunkle Farbe erzeugt, um den Eindruck von Vollwertigkeit zu erwecken.

Ballaststoffreiche Lebensmittel

Lebensmittel (100 g)	Ballaststoffe (g)
Trockenobst	5-13
Mehrkornbrot	5,5-9
Haferflocken	5,5-9,5
Austernpilze	5,8
Steinpilze	6
Roggenvollkornbrot	6,5-9
Weizenvollkornmehl (Type 1700)	12,9
Knäckebrot (kann angereichert sein)	13-24
Roggenvollkornmehl (Type 1800)	13,5
Kichererbsen (trocken)	15,5
Erbsen (trocken)	16,5
weiße Bohnen und Linsen (trocken)	17

Am besten stellen Sie auf eine ballaststoffreiche Ernährung um, indem Sie helles Mehl gegen Vollkornmehl austauschen, mehr Getreide und -produkte essen sowie reichlich Gemüse, Hülsenfrüchte, Kartoffeln, Keimlinge, Salat sowie Obst verzehren und auf helle Nudeln verzichten oder diese mit den Vollkornvarianten mischen.

Die Umstellung sollte allmählich geschehen, damit sich der Darm und die dazugehörigen Mikroorganismen daran gewöhnen können. Mögliche anfängliche Magen-Darm-Beschwerden wie Blähungen legen sich in aller Regel bald wieder. Denken Sie auch daran, reichlich Flüssigkeit zu sich zu nehmen, die bei einer derartigen Ernährung benötigt wird.

Besonders hoch ist der Ballaststoffanteil in Vollkornprodukten.

Entzündungsfördernde Lebensmittel

Diese Lebensmittel fördern Entzündungsprozesse, wirken also proinflammatorisch:

- Eine hohe Zufuhr bestimmter Kohlenhydrate wie Traubenzucker (Glukose) oder Fruchtzucker (Fruktose). Nach dem Essen ist ein erhöhter Blutzuckerspiegel normal. Ist der Blutzuckerspiegel jedoch dauerhaft zu hoch, regt das Entzündungsprozesse an. Verstärkt wird dies durch Bewegungsmangel. Die Folge ist ein Anstau von Traubenzucker und die Hemmung der Ausschüttung von Insulin. Außerdem wird die Bildung entzündungsfördernder Substanzen gefördert.
- Gesättigte Fette und Öle, die besonders viel Omega-6-Fettsäuren enthalten, sind z. B. Distelöle. Auch die Arachidonsäure gehört in diese Gruppe. Wird sie vermehrt aufgenommen, verstärkt sie Entzündungsprozesse bei entzündlich-rheumatischen Erkrankungen. Sie kommt nur in tierischen Lebensmitteln vor.

Ein dauerhaft erhöhter Blutzuckerspiegel befeuert Entzündungsprozesse.

- Tierische Lebensmittel wie Schweine- und Kalbfleisch, Eigelb sowie fetter Käse
- Hülsenfrüchte, die besonders viele Lektine (komplexe Eiweiße oder Zuckereiweißverbindungen) enthalten, z. B. Feuerbohnen, können Entzündungsprozesse fördern
- alkoholhaltige Getränke

Sie müssen nicht vollständig auf die entzündungsfördernden Lebensmittel verzichten, sondern sollten vielmehr möglichst viele der entzündungshemmenden Nährstoffe aufnehmen. Ernähren Sie sich abwechslungsreich mit viel Gemüse, Obst, Gewürzen, guten Fetten, Nüssen und Kräutern, nehmen Sie ausreichend sekundäre Pflanzenstoffe und wichtige Mineralien wie Zink auf. Wenn Sie zusätzlich auf Bioqualität achten, gefährden Sie den gesunden Effekt nicht durch Schadstoffe wie Pestizide und hohe Nitratwerte.

Probiotika haben sich in der Allergievorbeugung bewährt

Viele wissenschaftliche Studien belegen die positive Wirkung von Probiotika bei allergischen Erkrankungen. So zeigte eine finnische Studie bereits in Jahr 2013, dass Prä- und Probiotika zur Vorbeugung von Neurodermitis und Nahrungsmittelallergien geeignet sind. Der Bakterienstamm, für den die besten Wirksamkeitsnachweise vorliegen, ist das Bakterium Lactobacillus rhamnosus.

Nahrungsmittelunverträglichkeiten

Die beiden Begriffe Nahrungsmittelallergie und Nahrungsmittelunverträglichkeit, auch Nahrungsmittelintoleranz, geraten oft durcheinander. Dabei liegen ihnen ganz unterschiedliche Mechanismen zugrunde, die unterschiedliche Beschwerden auslösen.

Wie Sie bereits wissen, wird bei einer Nahrungsmittelallergie das Immunsystem als körpereigene Abwehr aktiviert. Es kommt zur Ausschüttung von verschiedenen Botenstoffen, insbesondere Histamin. Die Symptome reichen von leichtem Juckreiz, Brennen oder Schwellungen im Mund-Rachen-Bereich bis hin zum lebensbedrohlichen Kreislaufversagen beim anaphylaktischen Schock.

Bei einer nicht-allergischen Nahrungsmittelunverträglichkeit ist das Immunsystem nicht oder auf anderen Wegen an der körperlichen Reaktion beteiligt. Liegt hingegen eine Intoleranz vor, kann man bestimmte Bestandteile der Nahrung, beispielsweise Laktose oder Fruktose, nicht oder nur unvollständig verarbeiten, weil die Enzyme, die zur Verarbeitung der Lebensmittel notwendig sind, nicht in ausreichender Menge vorliegen oder sogar ganz fehlen. Symptome sind Bauchschmerzen, Blähungen oder Durchfall, aber auch Hautausschläge, Schwindel, Kopfschmerzen oder allgemeine Abgeschlagenheit können Anzeichen für eine Lebensmittelunverträglichkeit sein.

Unverträglichkeit ≠ Allergie

Man darf eine Lebensmittelallergie nicht mit einer Unverträglichkeit oder Intoleranz, z. B. gegen Gluten oder Laktose, verwechseln. Bei einer Allergie handelt es sich um eine Überreaktion des Immunsystems. Bei der Unverträglichkeit fehlt entweder ein Enzym oder es funktioniert im Darm ein Transportmechanismus nicht richtig. Bei einer Milchzuckerunverträglichkeit (Laktoseintoleranz) beispielsweise fehlt das Enzym Laktase.

Man erkennt den Unterschied daran, dass bei einer Lebensmittelallergie in der Regel bereits kleinste Mengen des Allergens Symptome auslösen. Dagegen steigt die Schwere der Reaktion bei Lebensmittelintoleranzen meist mit zunehmender Verzehrmenge des jeweiligen Lebensmittels.

Bei manchen Allergien spielen auch Nahrungsmittelunverträglichkeitsreaktionen eine Rolle.

Bei manchen Allergien spielen auch Nahrungsmittelunverträglichkeitsreaktionen eine Rolle. Dies betrifft z. B. ein Fünftel der an Neurodermitis Erkrankten. Dabei kann es sich um eine immunologisch bedingte Lebensmittelallergie handeln, die sogenannte echte IgE-vermittelte Allergie auf Grundnahrungsmittel. IgE ist das Immunglobulin E, ein Antikörper, der zum Abwehrsystem des Körpers zählt und allergische Reaktionen mitverantwortet. Dabei sind sichtbare (Rötung) und fühlbare (Juckreiz) Symptome auf der Haut möglich. Außerdem können sich Lebensmittelunverträglichkeiten auch durch Reaktionen im Verdauungstrakt oder an den Atemwegen zeigen.

Welche Lebensmittel Probleme bereiten, ist von Mensch zu Mensch verschieden. Bei Erwachsenen beobachtet man überwiegend die pollenassoziierten Lebensmittelallergien, die sogenannten Kreuzreaktionen, die bei etwa 50 Prozent der von Neurodermitis Betroffenen das Hautbild verschlechtern. Pollenassoziiert bedeutet dabei, dass zusätzlich zur Pollenüberempfindlichkeit während der Hochsaison eine Lebensmittelallergie besteht. Jedoch kann sogar der Pollenflug selbst bei empfindlichen Personen bereits eine Hautreaktion auslösen.

Dann gibt es noch die Möglichkeit der Pseudoallergien auf natürliche und künstliche Lebensmittelinhaltsstoffe. Sie werden nicht durch das Immunsystem vermittelt. Stattdessen findet eine willkürliche Freisetzung von Histamin und anderen entzündungsfördernden Stoffen statt. Dabei kann es sich sowohl um natürliche als auch um künstliche

Inhaltsstoffe handeln. Zum Beispiel wird der Konservierungsstoff E 211 (Natriumbenzoat) bei Neurodermitis nicht immer gut vertragen.

Allergene ausschließen

Leiden Sie unter einer Lebensmittelallergie, sollten Sie ein besonderes Augenmerk auf die Allergenkennzeichnung von Lebensmitteln haben. Im Zutatenverzeichnis werden alle Zutaten mit allergenem Potenzial gelistet, die in dem betreffenden Produkt enthalten sind. Klare Bezeichnungen sorgen dafür, dass Sie das Allergen gut erkennen können, z. B. „Suppengewürz (Sellerie, Senf)" oder „Couscous (Weizen)".
Die EU-Lebensmittelinformationsverordnung schreibt vor, dass die allergenen Zutaten optisch hervorgehoben werden müssen, z. B. durch Fettdruck. Zusätzlich gibt es die Spurenkennzeichnung. Sicher kennen Sie den Aufdruck „Kann Spuren von … enthalten". Dieser Hinweis ist freiwillig und betrifft unbeabsichtigte Einträge von allergenen Stoffen in das Lebensmittel, die technologisch nicht mit absoluter Sicherheit zu vermeiden sind. Diese Stoffe müssen also nicht enthalten sein, können aber.

Um festzustellen, ob es sich bei dem Auslöser einer Neurodermitis tatsächlich um eine Unverträglichkeit von Lebensmitteln handelt oder wirklich eine Nahrungsmittelallergie vorliegt, sind die folgenden diagnostischen Schritte nötig:

- Anamnese: Ihr Arzt oder Ihre Ärztin befragt Sie nach Ihrer Krankheitsgeschichte, insbesondere im Zusammenhang mit allergischen Beschwerden und wann diese auftreten.
- Empfehlenswert ist das Führen eines Ernährungstagebuchs über drei Wochen. Eine Vorlage mit Ausfülltipps finden Sie beispielsweise unter www.ndr.de/ratgeber/gesundheit, wenn Sie „Ernährungstagebuch" in die Suche eingeben.

- Ausschluss nichtimmunologischer Unverträglichkeitsreaktionen auf Nahrungsmittel (dazu gehört z. B. die Histaminintoleranz, siehe unten)
- Um den oder die Ursache(n) herauszufinden, ist eine allergenarme Eliminationsdiät über sieben Tage und anschließende schrittweise Zufuhr einzelner Nahrungsmittel anzuraten. Über diese sogenannte „Auslassdiät" kann man Trigger, also die Auslöser von Allergieschüben, erkennen,

Sollte sich herausstellen, dass eine Unverträglichkeit vorliegt, ist eine professionelle Ernährungsberatung zu empfehlen. Damit sollen Mangelerscheinungen verhindert werden. Derartige Beratungen werden in der Regel von Ernährungsberaterinnen durchgeführt und manchmal von der Krankenkasse bezahlt – nachfragen lohnt sich also.

Histaminintoleranz

Histamin löst viele unterschiedliche Wirkungen aus.

Histamin spielt, wie Sie auf Seite 30 schon gelesen haben, eine Schlüsselrolle als Botenstoff bei allergischen Reaktionen vom Soforttyp. Es bindet an bestimmte Stellen (Rezeptoren) an der Oberfläche von Zellen, woraufhin Signale für die Histaminwirkung in die Körperzelle übertragen werden.

Wenn unser Körper eine für ihn gefährliche Substanz über den Magen-Darm-Trakt, die Nase oder die Haut aufnimmt, kommt eine komplexe Abwehrreaktion in Bewegung. Dann werden aus den Mastzellen des Immunsystems übermäßige Konzentrationen an Histamin freigesetzt. Ist der Abbau von Histamin gestört und es sammelt sich zu viel davon im Körper an, kann es zu allergieähnlichen Symptomen kommen wie Migräne, Nesselsucht, geschwollenen Augenlidern, Ekzemen und Magen-Darm-Beschwerden.

Wenn Sie betroffen sind, kann eine – gegebenenfalls zeitweise – histaminarme Ernährung helfen. Bei fast allen

Allergien bildet das fehlgeleitete Immunsystem gewisse Stoffe, die Sie bereits kennen: die IgE-Antikörper. Es genügen bereits Spuren von Allergenen, um weitere große Mengen an Abwehrstoffen freizusetzen, darunter Histamin. Daraus folgt eine akute Entzündungsreaktion. Diese Stoffe findet man auch in Nahrungsmitteln. Der Grund dafür ist, dass sie auch bei Reifungsprozessen entstehen und deshalb z. B. in bestimmten Obst- und Käsesorten, in Wein oder fermentierten Gerichten wie Sauerkraut zu finden sind.

Folgende histaminreiche Lebensmittel werden von Allergiebetroffenen nicht gut vertragen:

- Fertigprodukte und Konserven
- rohe Wurstsorten wie Salami, reifer Käse
- Gemüsesorten, z. B. Tomaten, Avocado, Sauerkraut und Spinat
- Thunfisch, Meeresfrüchte und Schalentiere
- Hefeteigbackwaren, Nudeln, Weizenprodukte
- Nüsse und Rotwein

Dennoch: Vertragen Sie histaminhaltige Lebensmittel gut, dürfen Sie sie durchaus essen. Möglicherweise helfen sie, die Toleranz gegenüber den Allergenen beizubehalten. Eventuell hilft Ihnen ein Ernährungs- und Beschwerdetagebuch oder eine selbst gefertigte Tabelle dabei, die Lebensmittel herauszufinden, die Ihre Probleme steigern.

Fleischkonsum und Asthma

Eine ausgewogene und gesunde Ernährung ist für alle Menschen wichtig. Jedoch sollten Menschen, die von Allergien betroffen sind, besonders gut auf gesundes Essen achten und bestimmte Lebensmittel und Lebensmittelzusatzstoffe vermeiden, wann immer möglich. Ein Forschungsteam zeigte im Rahmen einer siebenjährigen Studie an tausend Personen, dass ein hoher Konsum von Fleisch- und Wurstwaren (mindestens viermal pro Woche) eine Verschlechterung der Asthmasymptome bewirken kann: 20 Prozent der Teilnehmenden berichteten von einer Verschlechterung ihrer Asthma-Symptome.

Pseudoallergien

Besonders Lebensmittelfarbstoffe, Glutamat und Konservierungsstoffe können zum Beispiel Asthmaanfälle auslösen.

Besonders Lebensmittelfarbstoffe, Glutamat (Geschmacksverstärker) und Konservierungsstoffe werden verdächtigt, Asthmaanfälle auszulösen oder zu verstärken. Bei Asthma gibt es auch ein höheres Risiko, einen sogenannten Natriumglutamat-Syndrom-Komplex zu entwickeln. Zusätzlich können die genannten Zusatzstoffe sogenannte Pseudoallergien hervorrufen. Dann kommt es nach dem Verzehr z. B. glutamathaltiger Speisen zu Beschwerden wie Brennen und Juckreiz der Haut, Kopfschmerzen, Übelkeit, Herzrasen, Engegefühl in der Brust, Taubheitsgefühlen und Kreislaufbeschwerden. Pseudoallergien können möglicherweise auch durch den Lebensmittelfarbstoff Tartrazin (E102) entstehen. Man findet ihn oft in Limonade, Tütensuppen, Soßen sowie Süßigkeiten, wo er ihnen ein gelb-orangefarbenes Aussehen verleiht.

Weitere sogenannte Azofarbstoffe, die Sie vermeiden sollten, sind:

- Gelborange (E110)
- Azorubin (E 122)
- Cochenillerot A (E 124)
- Allurarot (E 129) sowie
- der Farbstoff Chinolingelb (E 104)

Auch Schwefeldioxid und Sulfit-Salze (Sulfite) in Lebensmitteln sind bedenklich. Sie werden aufgrund ihrer wachstumshemmenden Wirkung auf Hefen, Pilze und Bakterien häufig als Konservierungsmittel zugesetzt. Auch als Antioxidationsmittel findet man sie in der Zutatenliste, z. B. um Trockenobst vor dem Braunwerden zu bewahren.

Die meisten Menschen vertragen die Zusatzstoffe gut, bei empfindlichen Menschen kann es aber zu Überempfindlichkeitsreaktionen kommen. Neben Trockenfrüchten befinden sich Sulfite oft auch in:

- Meerrettichzubereitungen
- Krebstieren und Kopffüßern (Tintenfische)
- Kartoffeltrockenerzeugnissen und Kartoffelteig (z. B. Knödel)
- Fruchtfüllungen, kandierten Früchten
- Tafeltrauben, frischen Litschis
- Alkohol in Form von Bier und Wein
- Stärke

Eine den Darm stärkende Ernährung

Grundsätzlich sollte Ihre Ernährung einen gesunden Darm stärken. Dazu gehört:

- Eine vorwiegend pflanzliche und entsprechend ballaststoffreiche Ernährung. Zeitgleich liefern Früchte, Gemüse und Kräuter unterschiedliche sekundäre Pflanzenstoffe wie die Antioxidantien, die zum Großteil entzündungshemmend wirken. Mit der Empfehlung der Deutschen Gesellschaft für Ernährung (DGE) „Fünf am

Tag" machen Sie nichts falsch: täglich drei große Portionen Gemüse oder Salat plus zwei kleine Portionen zuckerarmes Obst.

- Hochwertiges Fett wie Oliven- und Rapsöl und vor allem omega-3-reiche Pflanzenöle wie Lein-, Walnuss- und Hanföl
- Das pflanzliche Eiweiß sollte von Hülsenfrüchten, Nüssen, Kernen, Samen und Soja kommen, um die Muskelmasse zu erhalten.
- Wenig Fleisch und Wurst, da sie möglicherweise Entzündungen verstärken
- Wenig einfache Kohlenhydrate, das heißt, möglichst keinen Zucker und helles Mehl. Am besten reduzieren Sie Schritt für Schritt normale Nudeln, helles Brot und Gebäck sowie Fertiggerichte und ersetzen sie mit Vollkornnudeln, Vollkornbrot etc.

Die Mahlzeiten sollten regelmäßig eingenommen werden mit mehrstündigen Essenspausen, das heißt, mindestens vier bis fünf Stunden Pause zwischen den Mahlzeiten. Das entlastet nicht nur Ihren Darm, sondern auch Ihren Blutzuckerspiegel.

In Bewegung kommen

Bei nahezu sämtlichen Gesundheitsproblemen hilft Bewegung, sogar bei Allergien, denn sie stärkt die Atemmuskulatur und das Immunsystem: Für einige Menschen wirkt Bewegung im Freien wie eine Desensibilisierung, wodurch das Immunsystem „abgehärtet" und an die Pollenbelastung angepasst wird.

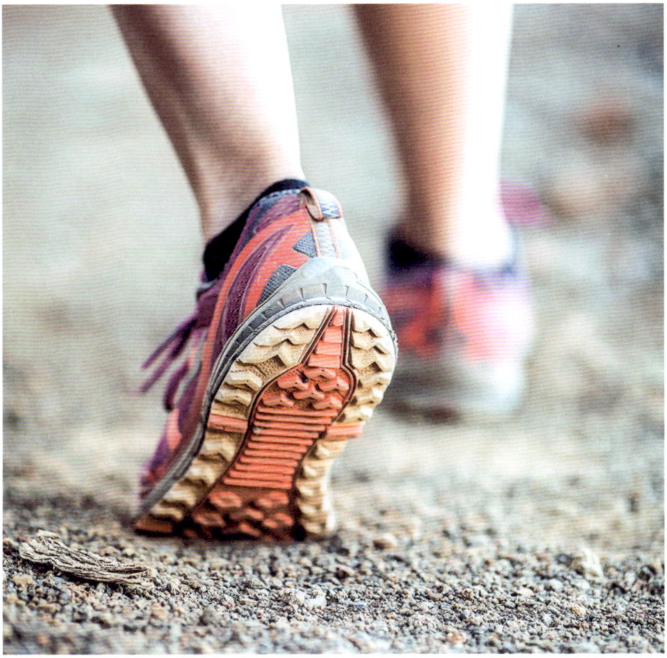

Bewegung im Freien kann wie eine Desensibilisierung wirken.

Bewegung stärkt die Atemmuskulatur und das Immunsystem.

Insbesondere bei Heuschnupfen und Pollenallergien gilt, dass Sport generell die körperliche Belastung erhöht und dadurch hilft, Hustenanfälle im Zusammenhang mit der Allergie leichter zu bewältigen. Zudem verbessert die erhöhte Atemfrequenz während des Trainings die Durchblutung der Atemwege und löst festsitzenden Schleim aus den Bronchien. Bei Asthmatikern kann Anstrengung allerdings einen akuten Asthmaanfall auslösen. Deswegen ist die Verwendung bronchialerweiternder und gegebenenfalls entzündungshemmender Medikamente vor dem Sport wichtig.

Wichtig ist es, dass Sie es insgesamt nicht übertreiben. Hören Sie auf Ihren Körper und bewegen Sie sich nur so lange, wie Sie sich wohlfühlen. Sobald Sie außer Atem kommen, sollten Sie unbedingt das Tempo reduzieren oder das Training ganz abbrechen.

Während der Pollenflugsaison ist es natürlich schwer, draußen dem Blütenstaub zu entkommen. Hier helfen ein Hometrainer, ein Online-Fitnessprogramm oder das Training im Fitnessstudio bei geschlossenen Fenstern. Möchten Sie dennoch draußen üben, waschen Sie danach Ihre Kleidung gründlich und trocknen Sie sie nicht im Freien. Duschen Sie vor dem Schlafengehen, nehmen Sie keine Pollen unfreiwillig mit ins Bett.

Trigger im Blick haben

Wenn Sie Sport treiben, können neben Allergenen wie Pollen oder Hausstaubmilben auch Reizstoffe oder klimatische Faktoren als Trigger fungieren, also Beschwerden auslösen oder verstärken. Beachten Sie daher folgende präventive Maßnahmen:

- Trigger Hitze und Schwitzen: Atmungsaktive Sportwäsche tragen, beim Sport aus der Sonne rausgehen, Indoor-Sportarten wählen, auf Wassersport umsteigen

- Trigger Kälte: Bei Temperaturen unter null Grad keinen Hochleistungssport treiben. Funktionelle Sportkleidung tragen, nach dem Sport auslaufen, vor dem Duschen gut abkühlen, keine kalten Getränke oder Speisen unmittelbar nach dem Sport konsumieren, ein Tuch vor den Mund hilft, die Atemluft vorzuwärmen
- Trigger Feinstaub und Ozon: Bei hohen Feinstaubwerten hilft nur, Indoor-Sportart zu wählen.

Gehen hilft

Wie Sie oben gelesen haben, kann Überlastung zu Atemnot und im schlimmsten Fall zu Hyperventilation führen. Wenn es für Sie besser ist, im niedrigpulsigen Bereich zu trainieren, dann ist Walking für Sie eine sehr gute Alternative zum Laufen.

Wenn Sie sich bisher selten bewegt haben, beginnen Sie am besten mit einer mäßigen Aktivität, etwa 3.000 bis 5.000 Schritten am Tag. Kurze Gehstrecken bewirken scheinbar nicht viel, aber sie summieren sich. Um den eigenen Ehrgeiz anzuspornen, können Sie sich einen Schrittzähler kaufen, den man teilweise schon für unter 20 Euro bekommt. Er hat die Größe einer Armbanduhr und summiert mithilfe eines Sensors die erledigten Schritte. Weil jeder Mensch eine andere Schrittlänge hat, muss das Gerät vorher geeicht werden. Viele Geräte von Fitnessuhren bis zu Smartwatches warten mit zahlreichen weiteren Funktionen auf und berechnen nach Eingabe des Körpergewichts auch die verbrauchten Kalorien und die verbrannte Fettmenge. Lassen Sie sich im Fachhandel beraten.

Tracking-Geräte erfüllen ihren Zweck – das zeigen auch wissenschaftliche Untersuchungen.

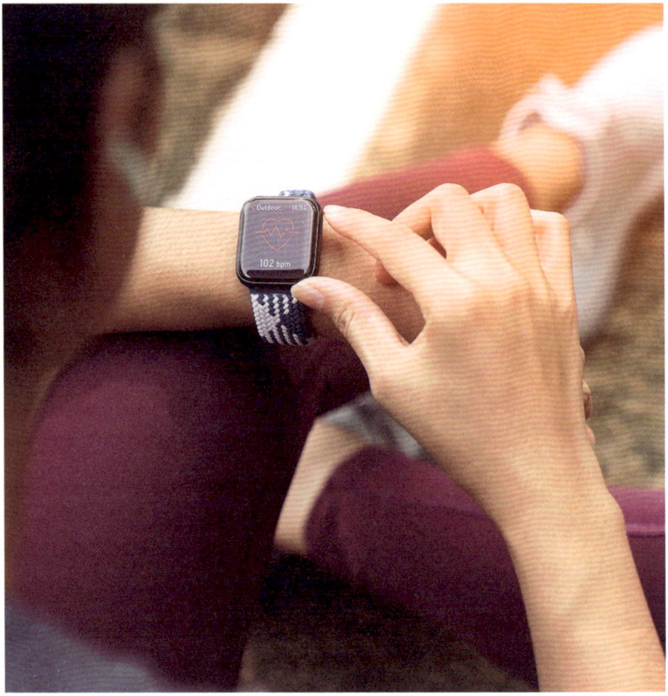

Wissenschaftliche Untersuchungen zeigten, dass derartige Tracking-Geräte ihren Zweck erfüllen: Wer sie trug, ging häufiger zu Fuß oder abends noch mal raus, wenn auf der Uhr zu wenig Schritte angezeigt waren. Doch auch ohne elektronische Hilfsmittel können Sie sich langsam steigern. In einer halben Stunde schafft man bei normalem Tempo etwa 3.000 bis 4.000 Schritte, etwa 2,5 Kilometer. Haben Sie das geschafft, versuchen Sie sich zu steigern. Erreichen Sie schließlich 10.000 Schritte pro Tag, ist das ein Grund, stolz auf sich zu sein! Beginnen Sie, Ihren Alltag aktiver zu gestalten, nutzen Sie z. B. die Treppen statt des Aufzugs, erledigen Sie einen kleineren Einkauf zu Fuß oder machen Sie einen Umweg.

Regelmäßiges Gehen kann helfen, bereits bestehende Krankheiten oder Beschwerden zu lindern und Heilungsprozesse zu fördern. Es sorgt für eine positive Körperwahrnehmung und steigert das Selbstvertrauen, sogar die Lebenslust und die Lebensqualität erhöhen sich. Wenn Sie diese Form der Bewegung etabliert haben, können Sie zusätzlich ein maßvolles Krafttraining beginnen.

Regelmäßiges Gehen kann Ihnen helfen, Krankheiten oder Beschwerden zu lindern und Heilungsprozesse zu fördern.

Reizklima und Berge

Wenn Sie Asthma haben oder Ihre Lunge betroffen ist, dann ist das Meer für Sie der Urlaubsort schlechthin. Am besten eignet sich die Nordsee, an der Ostsee ist das Klima etwas milder. Wichtig ist es, möglichst nahe am Meer zu wohnen. Das sogenannte Reizklima, die mit Salz angereicherte Luft, hilft, die Lunge freizubekommen.

Lange Spaziergänge am Meer und die zugehörige feuchte, salzhaltige Luft sind ein Segen für die Bronchien. Das stärkt auch den Kreislauf und das wiederum wirkt positiv auf die Lunge. Dann fällt das Atmen leichter und man benötigt weniger oder vielleicht sogar keine Medikamente mehr.

Lange Spaziergänge am Meer und die zugehörige feuchte, salzhaltige Luft sind ein Segen für die Bronchien.

Hält man sich in der Brandungszone am Meer auf, atmet man das maritime Aerosol ein. Dieses enthält winzige Salzwassertröpfchen, die sich je nach Größe im Nasen-Rachen-Raum anreichern oder bis in die Lungenbläschen vordringen, und enthält Salz und Jod mit wichtigen Spurenelementen wie Fluor, Kalzium, Natrium und Brom. Ein Spaziergang am Strand wirkt dadurch wie eine Dauerinhalation, die das Immunsystem beruhigt. Der Salzgehalt der Luft ist dann am höchsten, wenn man direkt in der Brandungszone steht. Bereits 15 Meter weiter auf dem Strand ist die Salzkonzentration nur noch halb so hoch.

Durch das Salzgemisch in der Luft löst sich der Schleim aus den Atemwegen und lässt tiefer Luft holen. Das lindert die Beschwerden nicht nur bei Asthma, sondern auch bei Pollenallergien. Selbst gesunden Menschen fällt nach einem Aufenthalt am Meer die Atmung leichter, weil die Lunge freier ist. Außerdem ist die Luft am Meer arm an Pollen und Abgasen, was den Effekt zusätzlich verstärkt, vor allem wenn der Wind vom Meer her weht.

Damit Sie optimal vom Reizklima profitieren und Ihre Atembeschwerden für mehrere Monate anhaltend verbessern können, sollten Sie länger dort bleiben – am besten drei bis vier Wochen.

Wenn Sie gegen Hausstaubmilben allergisch sind, nützt leider auch das Reizklima an Nord- oder Ostsee nichts. In diesem Fall empfiehlt sich ein Aufenthalt in den Bergen, denn dort liegt die Luftfeuchtigkeit regelmäßig unter 50 Prozent, was den Hausstaubmilben nicht behagt: Ab einer Höhe von 1.500 Metern findet man sie in unseren Breiten nicht mehr, da mit zunehmender Höhe Temperatur, Luftfeuchtigkeit und Taupunkt abnehmen. Zudem ist dort auch die Belastung mit Schimmelsporen geringer. Im Gegenzug muss man im Hochgebirge auf die erhöhte UV-Strahlung, die kühlen Winde sowie den geringeren Sauerstoffgehalt der Luft achten.

Übrigens hilft auch die Sonne, denn die UV-Strahlung fördert die Ausschüttung von körpereigenem Kortisol, das auf natürliche Weise Entzündungen eindämmt. Vorsichtig muss man dennoch mit der UV-Strahlung sein, denn an der See ist die Gefahr, einen Sonnenbrand zu erleiden, besonders groß.

Zur Ruhe kommen

Verschiedene Studien haben ergeben, dass es keine „Allergiepersönlichkeit“ gibt. Allergien können jeden von uns treffen, sodass man plötzlich unter Heuschnupfen leidet oder ein bestimmtes Lebensmittel nicht mehr verträgt. Es lässt sich jedoch ganz allgemein sagen: Ist man seelisch ausgeglichen, dann ist man in der Regel auch weniger anfällig für eine Krankheit. So schwankt die Anzahl der Anfälle bei Asthmatikern oder Neurodermitikern je nach Ausmaß beruflicher oder privater Sorgen und Stress. Hinzu kommt, dass das Ausmaß des allergischen Schubes die psychische Stabilität beeinträchtigt. Wenn Ihnen also Ihre Allergie zu schaffen macht oder Sie sogar beängstigt, begünstigt das stärkere allergische Symptome.

Es findet folglich eine Wechselwirkung in beide Richtungen statt:

- Psychische Belastungen und Stress können allergische Beschwerden triggern oder verstärken. So können psychische Belastungen der Auslöser einer Allergie sein oder aber bereits bestehende Allergien verstärken.
- Andererseits verursachen allergische Symptome, wie ständiger Juckreiz oder Atemnot, einen enormen psychischen Stress, der die Lebensqualität insgesamt, also auf beiden Ebenen, sehr stark beeinträchtigt.

Warum Stressentschärfung so wichtig ist

Psychische Faktoren können also keine Allergie auslösen, sie können allerdings einen großen Einfluss auf die Symptome und den Verlauf von Allergien, Asthma, Urtikaria und Neurodermitis haben.

Wenn Sie Stress reduzieren, hilft Ihnen das wirkungsvoll dabei, muskuläre Anspannungen und damit verbundene Schmerzen zu reduzieren. Außerdem verringern Sie Entzündungen, da Stresshormone im Verdacht stehen, Entzündungen im Körper auszulösen und/oder aufrechtzuerhalten.

Dauerstress ist ein Risikofaktor für viele Erkrankungen – auch für Allergien.

So konnte in einer neueren Studie mittels Scans vom Gehirn und anderen Körperregionen nachgewiesen werden, dass die erhöhte Aktivität des Mandelkerns (Amygdala) im Gehirn mit einer erhöhten Konzentration von Substanzen im Blut einherging, die Entzündungen aufrechterhalten. Es ist also möglich, Entzündungsschübe zu vermeiden, indem wir Stress gezielt verringern. Dafür ist es gut, genau auf Stressoren zu achten, also auf äußere Reize, die unser Alarmsystem aktivieren, und diese nach Möglichkeit zu reduzieren.

Manchmal sind es jedoch auch aktuelle Situationen, die in uns Stress erzeugen. Situationen, die wir nicht ohne Weiteres ändern können, aus denen wir kaum aussteigen können. Wenn es keine kurzfristigen Lösungen gibt, ist ein geeigneter Ausgleich erforderlich. Hier sind Methoden hilfreich, mit denen Sie ganz gezielt den Parasympathikus aktivieren, den Teil des autonomen Nervensystems, der für Regeneration und Erholung zuständig ist. Dabei helfen Ihnen Entspannungstechniken wie das autogene Training oder die Mindfulness-Based Stress Reduction, Entspannungsübungen und Achtsamkeit.

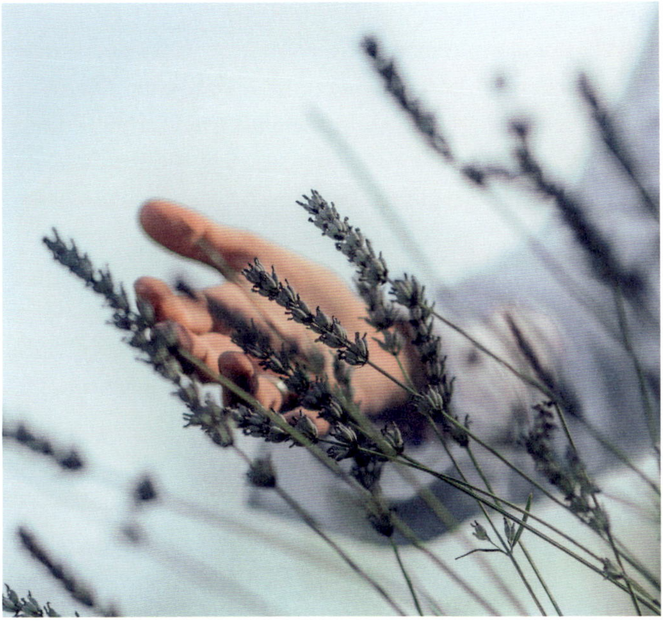

Stress ist der Killer aller Selbstheilungskräfte – Achtsamkeit ist hier das Zauberwort!

Achtsamkeit ist hier das Zauberwort! Es ist wichtig, in sich hineinzuhören und zu spüren, was einem guttut und was nicht, denn Stress ist der Killer aller Selbstheilungskräfte. Das beginnt durchaus damit, dass Sie sich ruhig zurücklehnen und die eigene Atmung beobachten.

Auch wenn es etwas widersprüchlich klingt: Stressvorbeugung hat sehr viel mit Selbstdisziplin zu tun. Wir müssen darauf achten, dass wir in einen wechselnden Rhythmus aus Anspannung und Entspannung kommen und immer wieder in unseren Körper hineinhorchen. Innehalten, entspannen, in sich hineinhören – das kann der eine beim Sport, eine andere am besten bei der Meditation. Wenn wir wissen, was unser Organismus fordert, können wir bestehende Allergien lindern und vermeiden, dass weitere hinzukommen.

Es gibt verschiedene Atemtechniken, um Stress abzubauen. Insbesondere Achtsamkeitsübungen helfen.

Anti-Stress-Training

Durch Entspannungsverfahren kommt es zu Reaktionen auf neuronaler, körperlicher und psychischer Ebene, die sogar messbar sind. So sinkt der Blutdruck und die Atemfrequenz verlangsamt sich. Entspannung funktioniert aber nicht von jetzt auf gleich. Erst durch regelmäßige Wiederholung kommt es zu einem Lerneffekt. Dann können Sie Entspannung auch in angstbesetzten oder stressigen Situationen aktiv herbeiführen.

Starten Sie doch einfach damit, dass Sie sich regelmäßig eine kleine Auszeit nach der Arbeit gönnen. Manchmal genügt eine Duftlampe mit einem guten Lavendelduft und die Lieblingsmusik. Bereits 30 Minuten können ausreichen, um wieder einen freien Kopf zu bekommen und Kraft für neue Aktivitäten zu finden.

Mit folgenden Entspannungsübungen sorgen Sie gezielt für Regeneration und Erholung. Sie müssen dabei nicht zwingend auf dem Sofa liegen, sondern können die Übungen ebenso gut in der Badewanne oder auf dem Fahrrad durchführen.

Mindfulness-Based Stress Reduction

Die Mindfulness-Based Stress Reduction (MBSR) wurde von dem Molekularbiologen Jon Kabat-Zinn entwickelt; ihre Wirksamkeit ist wissenschaftlich belegt. Kabat-Zinn entwickelte sie Ende der 1970er-Jahre mit dem Ziel, Schmerzpatienten ihren Dauerschmerz zu erleichtern. Seine Patienten lernten, ihre volle Aufmerksamkeit auf den aktuellen Moment zu lenken und dabei ihre Gedanken, Körperempfindungen und Sinneseindrücke zu beobachten, ohne sie zu bewerten. Damit entwickelten sie mehr Akzeptanz, und Beschwerden wurden als weniger quälend empfunden.

Lange war die Methode nicht anerkannt. Erst die bildgebenden Verfahren, wie die Magnetresonanztomografie (MRT), lieferten vor einigen Jahren den Beweis für ihre Wirksamkeit. Es stellte sich heraus, dass regelmäßiges achtsames Meditieren das Gehirn verändert. Das bedeutet, dass der sogenannte Mandelkern schrumpft – hier sitzt unser Angstzentrum. Der Hippocampus nimmt zu – er ist für Gedächtnisfunktionen zuständig. Dazu kommt, dass die Gehirnsubstanz, die unsere Aufmerksamkeit steuert, schon nach relativ kurzer Zeit des Meditierens wachsen kann. Zusätzlich entdeckten die Forscher im sogenannten orbifrontalen Kortex von Meditierenden mehr graue Zellen. Dort soll verarbeitet werden, wie Menschen Situationen beurteilen und emotional auf sie reagieren.

Das Praktizieren von Achtsamkeit beeinflusst sogar die Zusammensetzung unseres Blutes! Der Mediziner Tobias Esch von der Hochschule Coburg konnte zeigen, dass sich mit der sogenannten Benson-Meditation Hormonspiegel im Blut verändern und so den Stress reduzieren.

Wer an der Achtsamkeitsmeditation im Rahmen einer Psychotherapie teilnehmen will, kann sich einen Verhaltenstherapeuten suchen, der mit dieser Methode arbeitet. Für Verhaltenstherapien werden in der Regel die Kosten von den Kassen übernommen.

Inzwischen wird die Achtsamkeitsmeditation von vielen Krankenkassen anerkannt.

Achtsamkeit im Alltag

Achtsam eine Mahlzeit einnehmen

Auf keinen Fall sollten Sie eine Mahlzeit gedankenlos hinunterschlingen. Achten Sie auf jeden Bissen: Das ist nicht nur gut für den Genuss, es fördert auch die Verdauung – und baut Stress ab. Am besten beginnen Sie bereits vor dem Essen und nehmen sich einen Moment Zeit, um die Nahrung zu schätzen. Wer hat sie zubereitet? Stellen Sie sich dann vor, wie viel Arbeit, Mühe und Energie in jeder einzelnen Zutat steckt. Achten Sie auf Ihre Hand, wenn Sie die Gabel oder den Löffel zum Mund führen. Spüren Sie genau nach, was passiert, wenn Sie den ersten Bissen in den Mund nehmen. Achten Sie darauf, wie das Essen schmeckt (zu scharf, anders als zu Hause). Genießen Sie ganz bewusst.

Achtsamkeitsübungen sind in nahezu allen Lebenslagen möglich.

Gehmeditation

Ein anderes Beispiel: Sind Sie auf dem Weg zu einer Bushaltestelle? Auch dabei ist Meditation möglich. Diese traditionelle Variante wird in Klöstern und Meditationszentren auf der ganzen Welt praktiziert und wird als Gehmeditation bezeichnet. Gehen Sie dabei mit der üblichen Geschwindigkeit und beobachten Sie den Atem, zum Beispiel drei Schritte lang ein- und drei Schritte lang ausatmen. Gleichzeitig können Sie beobachten, wie sich Ihre Beine und Füße heben und senken. Wichtig ist dabei, wie sich der Kontakt zum Boden anfühlt.

Auf den Atem achten

Eine andere Übung lehrt uns, ganz im Hier und Jetzt zu sein – egal, was man gerade tut und wo man ist. So funktioniert sie: Nehmen Sie für 15 Minuten eine bequeme Sitzhaltung ein. Jetzt beobachten Sie Ihren Atem. Wie er sich in den Nasenlöchern anfühlt oder wie sich der Bauch beim Atmen hebt und senkt. Konzentrieren Sie sich ganz auf das Atmen. Wenn Sie abschweifen, bringen Sie Ihre Aufmerksamkeit wieder zum Atmen zurück.

An einen lieben Menschen denken

Diese Meditation soll Ihr Herz öffnen und es mit einem Gefühl der bedingungslosen Liebe erfüllen. Beginnen Sie am besten fünf bis zehn Minuten mit einer anderen Meditation, zum Beispiel mit der Atembeobachtung, um sich darauf einzustimmen und die Konzentration zu schärfen.

Schließen Sie dann die Augen, atmen Sie einige Male tief durch und versuchen Sie, sich mit jeder Ausatmung ein bisschen mehr zu entspannen. Denken Sie dann an eine Situation, in der Sie sich zutiefst geliebt fühlten. Verbleiben Sie in dieser Erinnerung einige Minuten und lassen sich ganz von diesem Gefühl durchströmen.

Ein positiver Blick auf die eigene Zukunft

Allergien sind unangenehm bis sehr schwer zu verdauen. Aber es wird viel daran geforscht. Beobachten Sie die Angebote der Selbsthilfegruppen und halten Sie Augen und Ohren offen – denn plötzlich findet sich etwas, das Ihnen hilft.

Allergene in Haus und Garten reduzieren

Im Garten und auf dem Balkon begegnen Sie zahlreichen Allergenen, die vor allem Pollenallergien auslösen können: Bäumen, Sträuchern, Gräsern und auch Kräutern. Dazu kommen noch Pflanzen, die Kontaktallergien auslösen können, wenn man zum Beispiel ihre Blätter berührt. Geht man dann ins Haus, drohen Auslöser in Form von Hausstaub und Putzmitteln. Zum Glück gibt es einiges, was Sie tun können, um diese Allergene zu reduzieren.

Im Haus

Winter, Frühling und Herbst sind die Jahreszeiten, in denen wir mehr Zeit im Innenraum verbringen – bei den meisten Menschen sind es ganzjährig sogar 90 Prozent! Kein Wunder, dass die Luftqualität da manchmal zu wünschen übriglässt. Haustiere und das individuelle Lüftungsverhalten haben einen großen Einfluss darauf, ob und wie stark Personen, die von einer Allergie betroffen sind, mit Symptomen reagieren.

Leiden Sie an einer Allergie, ist es wichtig, dass Sie richtig lüften.

Richtig lüften

Leiden Sie an einer Allergie, ist das richtige Lüften wichtig. Bei einer Hausstauballergie sollte drei bis viermal täglich zehn bis 15 Minuten stoßgelüftet werden. Während des Pollenflugs lüftet man bei einer Pollenallergie in der Stadt am besten zwischen 6 und 8 Uhr morgens, auf dem Land zwischen 18 und 24 Uhr abends, um die Zeiten des stärksten Pollenflugs zu umgehen.

Richtig putzen

Ein glatter Bodenbelag aus Laminat, Parkett oder Fliesen führt dazu, dass Pollen und Staubflusen ständig in die Raumluft aufgewirbelt werden. Deshalb sollten Sie derartige Böden zweimal pro Woche feucht wischen. Dagegen binden Teppiche Staub und Pollen, sodass Sie auch diese regelmäßig saugen müssen. Damit sie nicht zur Brutstätte von Milben werden, bevorzugen Sie besser niedrigflorige Teppichvarianten. Lüften Sie nach dem Saugen gründlich und betreten Sie einige Zeit den Raum nicht.

Sofern irgendwie möglich, sollten Sie es vermeiden, selbst zu putzen und Staub zu wischen, denn beim Staubsaugen befinden sich bis zu 50 Prozent mehr Allergene in der Luft als normal. Wenn Sie dennoch selbst putzen müssen, tragen Sie eine FFP2-Maske und verzichten Sie auf Sprühreiniger und Duftstoffe im Reinigungsmittel oder tragen Sie Haushaltshandschuhe. So kommen Enzyme, Tenside, Konservierungsmittel und andere Stoffe nicht auf die Haut, wo sie unsere Zellschranken aufbrechen können, sodass Allergene in den Körper gelangen.

Luftreinigungsgeräte einsetzen

Luftreinigungsgeräte können Ihnen zur Blütezeit der entsprechenden Pflanzen helfen: Sie können tatsächlich 95 bis 98 Prozent der Pollen aus der Luft filtern. Und nicht nur diese, es bleiben selbst Feinstaub, Schimmelpilzsporen und sogar Krankheitserreger in Geräten mit entsprechenden Filtern hängen. Ist die Pflanze, die Ihnen Probleme bereitet, gerade aktiv, lassen Sie den Reiniger kurz vor dem Schlafengehen einmal laufen. Das erneuert die Luft für die Nacht.

Empfehlenswert sind Modelle mit EPA-Filter (früher HEPA) der Klasse 13 oder 14, die auch vom Deutschen Allergie- und Asthmabund empfohlen werden. Sie arbeiten mit speziellen, besonders engmaschigen Filtern. Damit können sogar kleinste Partikel wie Pollen aus der Luft entfernt werden. Sie sind auch nicht durch andere ersetzbar. Zum Beispiel können UV-C-Filter sogar Ozon produzieren und sogenannte Luftwäscher können Schimmelpilze wachsen lassen.

Luftfiltergeräte sind bei Hausstaubmilbenallergien eher kontraproduktiv.

Luftreinigungsgeräte helfen nicht bei Hausstaubmilbenallergien, denn in diesem Fall sind die Allergene in Textilien sowie im Staub festgesetzt und wirken nicht in der Luft. Und bitte bedenken Sie: Leider erhöhen sie den Stromverbrauch und sind lärmintensiv.

Luftreinigungsgeräte können 95 bis 98 Prozent der Pollen aus der Luft filtern.

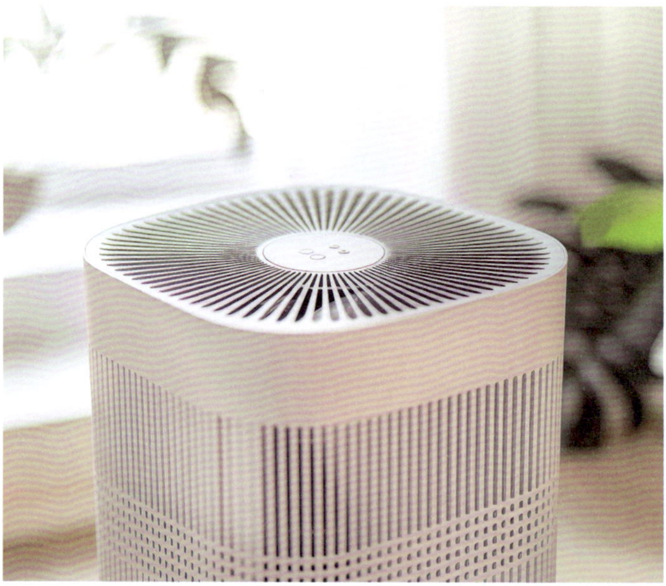

Zimmerpflanzen gut auswählen

Zimmerpflanzen können verschiedenste Allergien auslösen, vor allem die Korbblütler (Asteraceae) wie Chrysanthemen. Es gibt auch Zimmerpflanzen, die über ihre Blätter einen Milchsaft ausscheiden. Er gelangt durch Verdunstung oder Beschneiden an die Oberfläche und kann sich mit Staub mischen; auf diese Weise gelangt er in die Raumluft. Leiden Sie unter einer Latexallergie, sollten Sie nicht nur den Gummibaum (Ficus elastica), sondern auch die beliebte Birkenfeige (Ficus benjamina) sowie Pflanzen wie Immergrün, Kaffeepflanzen, Kakteenarten, Oleander, Maniok, Weihnachtssterne, Feigen, Hanf und Hopfen meiden.

Im Garten

Auch im Garten muss man vorsichtig sein. Den komplett allergenfreien Garten gibt es zwar nicht, aber Sie können aus der Vielzahl von Bäumen, Sträuchern und Stauden solche auswählen, die bislang noch nicht oder sehr selten und auf unproblematische Weise als Allergieauslöser aufgetreten sind.

Im Zuge des Klimawandels gelangen Pflanzen zu uns, die normalerweise nicht bei uns heimisch sind. Am stärksten verbreitet sind hier inzwischen die Korbblütler (Asteraceae). Auch unter diesen „Einwanderern“ können sich Allergieauslöser befinden. Dafür ist die Beifußblättrige Ambrosia (siehe Kasten) ein unangenehmes Beispiel. Auch neue Modepflanzen, sowohl im Garten als auch in der städtischen Grünflächengestaltung, können die Allergiebelastung erhöhen. Dazu gehören z. B. der Olivenbaum, Ziergräser oder Nadelbäume.

Auch Schimmelpilze können sich stärker ausbreiten. Dafür werden nicht nur wärmere Winter oder vermehrte Regenfälle und Gewitter als Ursache angesehen, sondern

z. B. auch eine erhöhte Ozonkonzentration. So weiß man speziell von einem Pilz, dass er aufgrund einer steigenden Kohlendioxid-Konzentration eine erhöhte Allergenität aufweist: Aspergillus fumigatus.

Allergikerfreundliche Gartenpflanzen

Insektenbestäubende Pflanzen sind generell weniger allergieauslösend. Ihre Pollen sind klebrig und schwerer als die von Windbestäubern. Sie können sich deshalb in der Luft nicht so leicht verteilen. Werden Pflanzen von Insekten bestäubt, sind sie meist farbenfroher, um ihre „Hilfstiere“ anzulocken. Das trifft z. B. auf Lippenblütler wie das Tränende Herz oder das Löwenmäulchen zu. Sie bilden kompliziert aufgebaute Blüten, in die die Insekten erst hineinkriechen müssen, damit sie an den Nektar und schließlich die Pollen gelangen. Damit kann man sagen: Je farbiger und „aufwendiger“ die Blüte, desto weniger allergieauslösend ist sie.

Je farbiger und „aufwendiger“ die Blüte, desto weniger allergieauslösend ist sie.

Pollenarme Blühpflanzen sind Petunie, Hornveilchen, Gartensalbei, Passionsblume, Elfenspiegel, Kapuzinerkresse, Narzisse, Iris, Prunkwinde, Schwarzäugige Susanne, Dahlie, Pantoffelblume, Lobelie, Fleißiges Lieschen, Stiefmütterchen, Vergissmeinnicht, Rosengewächse und Clematis.

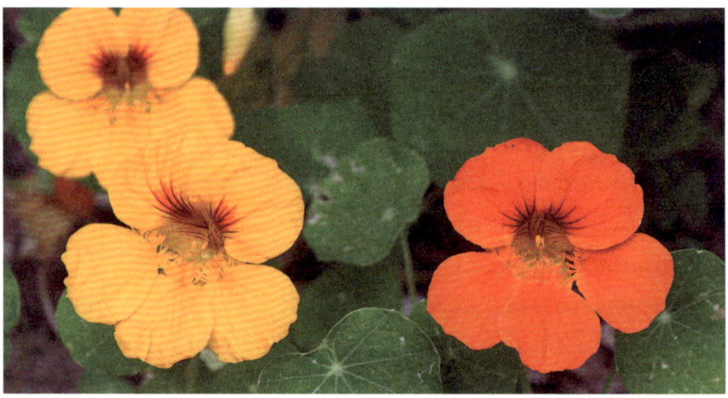

Setzen Sie auf pollenarme Blühpflanzen wie Kapuzinerkresse.

Zu den geeigneten Bäumen und Sträuchern zählen Obstbäume und -sträucher (z. B. Gartenbirne, Apfel, Kirsche, Pflaume oder Wildarten wie Holzapfel oder Holzbirne, Schlehe, Himbeere, Johannisbeere), Magnolie, Spierstrauch, Spitz- und Feldahorn, Berberitze, Weigelie, Forsythie, Kolkwitzie, Weiß- und Rotdorn, Gewöhnlicher Schneeball, Azaleen und Rhododendren, Kornelkirsche, Eberesche und Hartriegel.

Geeignete Stauden sind Rosen, Sedum, Rittersporn, Storchschnabel, Hortensie, Anemonen, Akelei, Malven und die prächtigen Pfingstrosen. Dazu kommen die meisten Gemüsearten wie Radieschen, Salat und Kohlarten, da sie in der Regel vor dem Blühen geerntet werden.

Ambrosia und Riesen-Bärenklau schaden unserer Gesundheit

Die Blüten der Ambrosia produzieren extrem viele Pollen – bis zu einer Milliarde pro Pflanze. Bereits kleine Mengen der Ambrosiapollen lösen massive Allergiesymptome aus wie Heuschnupfen, Bindehautreizungen, allergisches Asthma und Hautprobleme. Dazu kommt, dass die Pflanze erst im August/September blüht und somit die Pollensaison verlängert. Die Ambrosia hat ein fünfmal so hohes Allergiepotenzial wie Gräserpollen. Bislang fand man Ambrosia-Bestände vor allem in Süd- und Ostdeutschland. Breitet sie sich weiter aus, könnte dies zu einem starken Anstieg von Ambrosia-Allergien führen. Sie lässt sich nur schwer bekämpfen, da die Samen im Boden über Jahrzehnte keimfähig bleiben. Zudem kann sie sich über verunreinigtes Vogelfutter unbemerkt ansiedeln und weiterverbreiten.

Ein weiteres Beispiel ist der Riesen-Bärenklau. Gelangt sein Pflanzensaft auf die Haut und scheint die Sonne auf die betroffenen Hautstellen, entstehen dort starke Verbrennungen mit Rötungen und Schwellungen, zum Teil auch mit Quaddeln und Blasen.

▶▶

Wenn Sie Ambrosia oder Riesen-Bärenklau entdecken:

- Falls es sich um kleinere Bestände handelt, die Pflanzen mit der Wurzel ausreißen, bevor sie blühen. Vorsicht beim Riesen-Bärenklau: Nicht bei strahlendem Sonnenschein arbeiten.
- Handschuhe tragen und bei häufigem Kontakt einen Mundschutz tragen, um keine Pollen einzuatmen.
- Ausgerissene Pflanzen(teile) in den Restmüll und nicht auf den Kompost oder in die Biotonne werfen.
- Bemerken Sie außerhalb Ihres Gartens größere Bestände der betreffenden Pflanzen, melden Sie dies dem örtlichen Umwelt-, Grünflächen- oder Pflanzenschutzamt.
- Vogelfutter nur aus deutschem Anbau kaufen, um die Vermehrung der Ambrosia nicht zu fördern.

Ungeeignete Gartenpflanzen

Vorsichtig sein sollten Sie generell bei sogenannten windblütigen Bäumen und Gräsern. Sie werden nicht von Bienen und Co. bestäubt, sondern ihre Pollen werden mit dem Wind verweht. Da dabei viele Pollen verloren gehen, kompensieren dies die Pflanzen mit hohen Pollenkonzentrationen. Dazu gehören: Haselnuss, Schwarzerle, Birke, Korbweide, Trauer- und Kopfweide sowie Nadelbäume mit Zapfen. Bei den blühenden Pflanzen sind es Korbblütler wie Beifuß, Schafgarbe, Kamille, Löwenzahn, Chrysantheme und Arnika. Auch die Blüte vom Rhabarber gibt eine riesige Menge Pollen frei.

Auch Kreuzallergien sind möglich, z. B. bei der Beifuß-Allergie können Probleme mit Kreuzblütlern und Kräutern wie Oregano, Thymian und Pfeffer auftreten.

Exotische Pflanzen sind besonders allergieauslösend, da sie in der neuen Umgebung mit möglicherweise ungewöhnlichen Temperaturen besonders viele Pollen produzieren.

Exotische Pflanzen sind besonders allergieauslösend, da sie in der neuen Umgebung mit ungewöhnlichen Temperaturen besonders viele Pollen produzieren.

Dazu gehören beispielsweise der Olivenbaum (bei Eschenallergie), Bambus (bei Graspollenallergie), Zypressen und Thuja. Auch Blauregen, Maiglöckchen und Oleander enthalten gesundheitsschädliche Stoffe, auf die besonders allergische Menschen empfindlich reagieren.

Schließlich kann auch die unscheinbare Primel Kontaktallergien auslösen. Sie sollten sie im Garten möglichst vermeiden. Bei Gärtnern kommt häufig eine Allergie auf die Becherprimel (Primula obconica) vor. Verursacher ist die allergene Substanz, das Primin. Es befindet sich in den feinen Haaren an der Blattunterseite und am Stängel und kann bei Hautkontakt zu schweren Reizungen führen.

Tipps für die Gartenarbeit

- Hecken helfen nicht gegen Pollenflug. Besser ist ein Holzzaun als Pollenschutz, den Sie ab und zu – wenn es besonders heiß und trocken ist – mit Wasser abspritzen können, um anhängende Pollen zu entfernen.
- Lagern Sie Kompost nicht im Garten, denn dort können sich Pilzsporen befinden.
- Tragen Sie nicht nur bei gesundheitsschädlichen Substanzen an Pflanzen Schutzkleidung: geschlossene Schuhe, Handschuhe, Mundschutz.
- Fassen Sie sich bei der Gartenarbeit nicht ins Gesicht.
- Duschen Sie nach der Gartenarbeit, damit Pollen nicht ins Haus oder sogar ins Bett gelangen.
- Stecken Sie die Gartenkleidung anschließend in einen Beutel oder besser waschen Sie sie direkt.
- Besprenkeln Sie Sträucher während der Blütezeit regelmäßig mit Wasser, damit Pollen auf den Blättern nicht wieder in die Umgebungsluft gelangen.
- Vorsicht bei Schnittblumen! Bringen Sie nur „ungefährliche“ ins Haus.

Naturheilkundliche Anwendungsmöglichkeiten

Durch eine Verbesserung der körperlichen Fitness, eine achtsame Ernährung und die Vermeidung von Allergenen lassen sich viele Allergien verhindern. Ergänzend zu schulmedizinischen Therapien sind die folgenden alternativen Behandlungsmethoden einen Versuch wert!

Homöopathie

Homöopathie gehört zu den beliebtesten alternativen Heilmethoden. Dennoch ist ihre Wirksamkeit in der Fachwelt umstritten. Die Methode setzt auf das Prinzip „Ähnliches mit Ähnlichem behandeln“: Bei der Herstellung homöopathischer Arzneimittel werden die Grundsubstanzen stark verdünnt (potenziert) und dafür wiederholt mit Wasser oder Ethanol „verschüttelt“, bis sich nur noch Spuren der ursprünglichen Substanz nachweisen lassen.

Die Homöopathie wird von der Schulmedizin weitgehend nicht anerkannt, da klinische Studien selten eine Wirkung finden, die über den Placebo-Effekt hinausgeht. Beobachtet man Erfolge, werden diese dem Glauben der Behandelten an die heilende Wirkung oder der Qualität der Beziehung zwischen Therapeut und Patient zugeschrieben.

Dennoch zeigten Beobachtungsstudien zur Homöopathie bei Kindern und Erwachsenen mit Allergien und/oder

Neurodermitis oft eine Linderung der Beschwerden und eine verbesserte Lebensqualität. Es spricht daher nichts dagegen, es mit homöopathischen Mitteln zu versuchen, wenn Sie an einer Allergie leiden. Es gibt schulmedizinisch ausgebildete Ärzte und Ärztinnen, die sich regelmäßig zur Homöopathie fortbilden und sie in ihrer Praxis erfolgreich einsetzen. Lassen Sie sich von Ihrer Hausarztpraxis beraten, inwieweit diese Methode bei Ihrer Allergie Linderung bringen kann.

Beobachtungsstudien zur Homöopathie zeigen oft eine Linderung der Beschwerden und eine verbesserte Lebensqualität bei Allergien.

Traditionelle chinesische Medizin

Die traditionelle chinesische Medizin (TCM) arbeitet mit verschiedenen Methoden wie Akupunktur, Phytotherapie (Kräuter- und Arzneimitteltherapie), Tuina (Massage), Ernährung und Diätetik (Nahrungsmittel als Medizin) sowie Qigong (Bewegung).

Heuschnupfen ist nach Ansicht der TCM das Ergebnis einer Schwäche des Immunsystems. Folglich ist das Ziel von Akupunktur und chinesischer Kräuterbehandlung, das Immunsystem zu stärken. Auch eine Veränderung des Lebensstils inklusive der Ernährung und regelmäßige Bewegung werden empfohlen. Während der akuten Phase einer Allergie eignet sich eine Kombination aus Kräutertherapie und Akupunktur. Außerhalb der Allergiesaison wird „Aufbauarbeit" geleistet, um den Körper zu stärken. Eine wichtige Rolle spielt dabei die Ernährung. Im Falle einer Allergie rät die TCM ab von:

Heuschnupfen ist nach Ansicht der TCM das Ergebnis einer Schwäche des Immunsystems.

- unregelmäßigen Mahlzeiten
- Auslassen des Frühstücks/späten Abendessens
- Schlingen und schlechtem Kauen
- kalten Getränken während der Mahlzeiten
- zu viel Rohkost, kühlenden und kalten Nahrungsmitteln, Milchprodukten, Fleisch, Zucker, Fruchtsäften

- Tiefkühlkost, Fertigprodukten und stark verarbeiteten Nahrungsmitteln
- häufigen Brotmahlzeiten

Sie setzt stattdessen auf folgende Bausteine, um eine Allergie zu lindern:

- ein warmes, reichhaltiges Frühstück wie Porridge, Milchreis, Suppe, Eierspeise (evtl. mit Gemüse), um Müdigkeit, Konzentrationsschwäche und Lust auf Süßes zu verringern
- warme oder lauwarme Nahrungsmittel dreimal täglich
- alle Geschmacksrichtungen von süß (in Form von Wurzelgemüse, Getreide, Fleisch) bis scharf (durch Gewürze und Gemüse wie Rettich, Kren, Kresse oder Ingwer) – regelmäßig, aber nicht ständig
- Getreidemahlzeiten, Breie und Suppen

Akupunktur

In mehreren klinischen Studien konnte nachgewiesen werden, dass Akupunktur wirksam gegen Heuschnupfen und Asthma ist.

Man weiß immer noch nicht genau, wie und warum Akupunktur wirkt – aber sie hilft tatsächlich, wenn sie von geschulten Personen ausgeübt wird. Tatsächlich konnte in mehreren klinischen Studien nachgewiesen werden, dass Akupunktur wirksam gegen Heuschnupfen und Asthma ist. Man erklärt sich ihre Wirkung damit, dass sie das Nervensystem anregt und Stoffe im Körper freisetzt, die das körpereigene Regulierungssystem beeinflussen. Durch das erzeugte verbesserte Energie- und biochemische Gleichgewicht sollen die natürlichen Heilungsfähigkeiten des Körpers aktiviert werden. Man nimmt an, dass dies die Widerstandskraft des Körpers stärkt und die Antigen-Antikörper-Reaktionen des Körpers reguliert.

Akupunktur kann relativ schnell und sogar dauerhaft wirken. So können eine verstopfte Nase, Ausfluss und Juckreiz bereits während der ersten Akupunkturbehandlung gelindert werden. Für eine dauerhafte Linderung, z. B. der Heuschnupfensymptome, können sechs Behandlungen ausreichen. Es gibt Betroffene, die jedes Jahr kurz vor der Heuschnupfensaison zu sechs Behandlungen gehen, andere berichten, dass sie schon nach einer einzigen Akupunkturbehandlung jahrelang heuschnupfenfrei blieben.

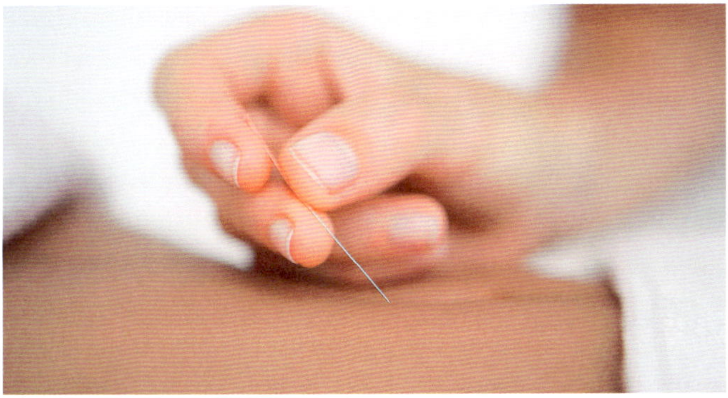

Klinische Studien haben gezeigt, dass Akupunktur wirksam gegen Heuschnupfen und Asthma ist.

Für eine deutsch-schweizerische Studie zur Wirkung von Akupunktur auf Asthma wurden 357 Betroffene untersucht, die alle die Standardtherapie erhielten. Die Hälfte davon nahm zusätzlich an Akupunktursitzungen teil. Der Untersuchungszeitraum betrug drei Monate mit bis zu 15 Akupunkturbehandlungen. Tatsächlich führten die zusätzlichen Akupunktursitzungen nach einem Vierteljahr zu einer Verbesserung der asthmaspezifischen Lebensqualität. Sogar auf die allgemeine gesundheitsbezogene Lebensqualität hatte die Akupunktur vorteilhafte Auswirkungen. Dies war auch nach sechs Monaten noch der Fall.

Die gesetzlichen Krankenkassen übernehmen die Kosten einer Akupunktur-Behandlung meist nur bei chronischen Rückenschmerzen und chronischen Knieschmerzen aufgrund von Arthrose. Bei Allergien erstatten die gesetzlichen Krankenkassen die Akupunktur in der Regel leider nicht. Es lohnt sich dennoch, bei Ihrer Krankenkasse nachzufragen!

Laserakupunktur

Gerade für Kinder ist die normale Akupunktur mit Nadeln schwierig, da sie oft als schmerzhaft empfunden wird. Die Laserakupunktur, genauer die Low-Level-Lasertherapie, ist eine Variante der traditionellen Akupunktur. Dabei werden die Akupunkturpunkte statt mit einer Nadel mit einem Laserlicht stimuliert.

Untersucht wurden 24 asthmatische Kinder zwischen fünf und 16 Jahren, die zusätzlich zu ihrer bisherigen medikamentösen Versorgung entweder mit einer Low-Level-Lasertherapie oder einer Placebo-Lasertherapie behandelt wurden. Dreimal pro Woche erhielten die Kinder insgesamt zwölf Behandlungen an 18 bei Asthma indizierten Akupunkturpunkten. Tatsächlich besserten sich bei 91,7 Prozent der Kinder, die mit der Low-Level-Lasertherapie behandelt wurden, die Asthmasymptome deutlich und sie benötigten nahezu nur noch ein Viertel der bisherigen Medikamente.

Leider gibt es bisher keine Untersuchung dazu, wie häufig man die Laserakupunktur fortführen muss, um einen dauerhaften Erfolg zu haben. Es bleibt also nichts anderes übrig, als dies selbst zu testen, um herauszufinden, ob einmal wöchentlich schon hilft oder ob dreimal die Woche erforderlich ist.

Die Kraft der Heilpflanzen

Ein Blick in die Pflanzenapotheke kann sich bei Allergien auch heutzutage für Sie lohnen – als ergänzende Behandlung oder dann, wenn bereits angewendete Therapieformen nicht den gewünschten Erfolg bringen oder Sie mit starken Nebenwirkungen zu kämpfen haben. Im Folgenden habe ich Ihnen Heilpflanzen zusammengestellt, die nachweislich bei Allergien wirken.

Pestwurz

Der Pestwurzelstock wirkt krampflösend, schmerzstillend und entzündungshemmend. Seine antientzündliche Wirkung erkannte man im Rahmen einer viermonatigen Studie mit 80 Patienten. Unter Gabe von Pestwurz ging die Anzahl und der Schweregrad von Asthmaanfällen zurück. Auch eine kontinuierliche Verbesserung der Lungenwerte konnte beobachtet werden. Histamin und Serotonin wurden weniger ausgeschieden. Den Betroffenen war es sogar möglich, die Einnahmehäufigkeit ihrer Standardmedikamente zu reduzieren.

Pestwurzblätter (Petasitides folium extractum) und der Pestwurzelstock (Petasitidis rhizoma) helfen bei Heuschnupfen und Asthma

Pestwurz hilft auch bei Heuschnupfen. Jedoch empfiehlt man hier nicht das Heilkraut, sondern ein Fertigpräparat aus Pestwurzblättern, das pflanzliche Heilmittel Tesalin® N. Es ist als alleinige Therapie bei Heuschnupfen geeignet.

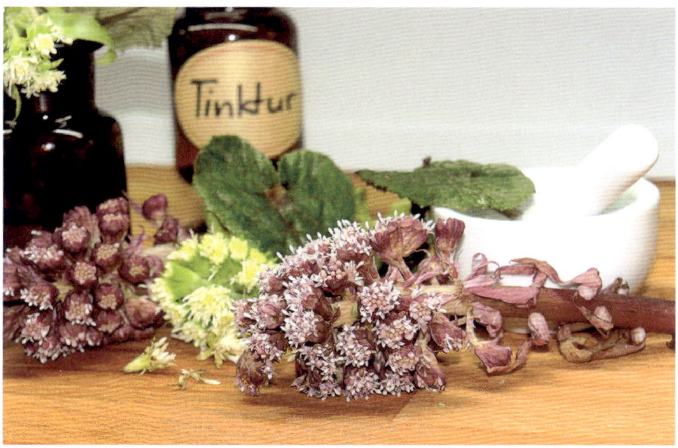

Pestwurz hilft nachweislich bei Asthma und Heuschnupfen.

Die empfohlene Tagesdosis liegt bei 4,5–7 g der Wurzel oder des Krauts als Extrakt und sollte nicht länger als vier bis sechs Wochen im Jahr eingenommen werden. Die Einschränkung der Einnahmedauer gilt nicht für pyrrolizidinalkaloidfreie Extrakte (muss ausgewiesen sein). Der Wirkstoff ist gelöst zum Beispiel in Alkohol als Fertigarzneimittel sowie als Tabletten erhältlich.

Schwangeren und Stillenden wird von der Anwendung abgeraten, weil für sie keine Studien vorliegen. Das gilt vorsichtshalber auch bei Leberschädigung.

Süßholzwurzel

Die Süßholzwurzel stimuliert die Bildung von dünnflüssigem Schleim und fördert dadurch die Schleimentfernung aus den oberen Luftwegen. Sie gehört zu den krampflösenden Arzneimitteln und löst auch Verkrampfungen der Bronchien. Zusätzlich wirkt sie entzündungshemmend, antiallergisch, antiviral (bei Herpes-simplex-Virus Typ 1), antioxidativ und schleimhautschützend.

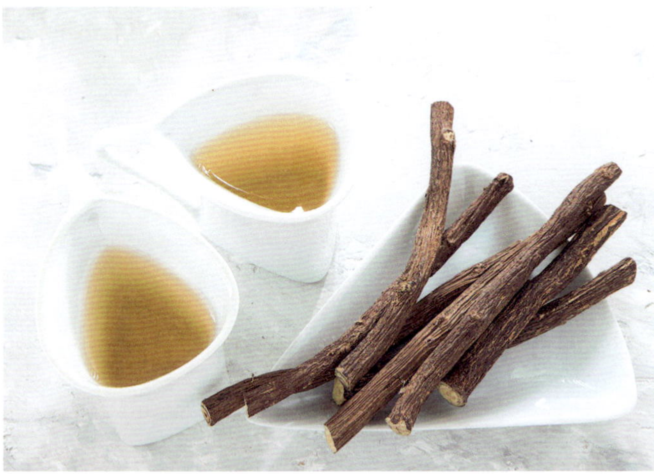

Süßholzwurzel fördert u. a. die Schleimentfernung, löst Verkrampfungen der Bronchien und wirkt antiallergisch.

Nimmt man zu viel davon ein (täglich mehr als 500 mg von dem Inhaltsstoff Glycyrrhizin), kann der Blutdruck steigen. Kaliumverluste können durch andere Arzneimittel verstärkt werden. Sprechen Sie daher unbedingt mit Ihrem Arzt, wenn Sie Herzmedikamente einnehmen.

Die empfohlene Tagesdosis liegt bei 5–15 g des Heilkrauts, entsprechend 200–600 mg Glycyrrhizin. Süßholzwurzel gibt es als klein geschnittenes Heilkraut, Pulver, Trockenextrakt für Aufgüsse, Abkochungen, diverse flüssige und feste Formen zum Einnehmen und sollte nicht länger als vier bis sechs Wochen im Jahr eingenommen werden.

Schwarzkümmelsamen

Seit dem Altertum werden der Schwarzkümmel (Nigella sativa) und das daraus kalt gepresste Öl als Heilmittel genutzt. Schwarzkümmel wird bis zu 30 cm hoch. Er ist in Südeuropa und Westasien heimisch.

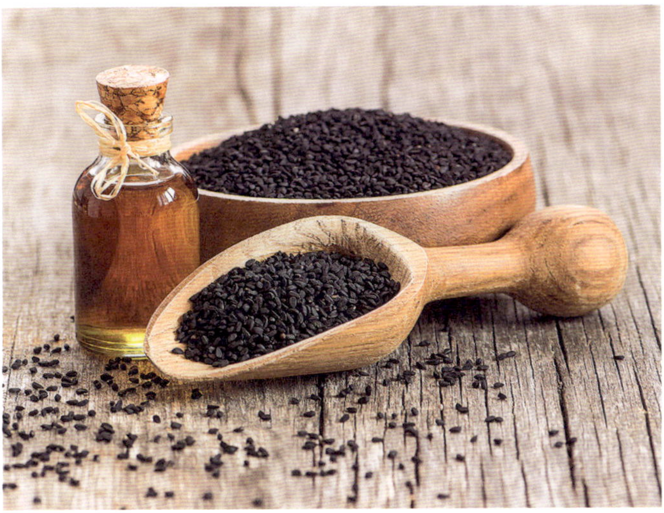

Schwarzkümmel hat eine antiasthmatische und antiallergische Wirkung.

Studien bei Patienten mit Asthma bronchiale, Heuschnupfen und atopischem Ekzem weisen auf eine antiasthmatische und antiallergische Wirkung des Schwarzkümmels hin.

Die empfohlene Tagesdosis liegt bei 1–3 g des Heilkrauts oder Öls. Bei uns erhältliche Schwarzkümmelpräparate enthalten nur wenig wirksamkeitsmitbestimmendes Thymochinon. Ein wirkstoffreiches Präparat ist jedoch Voraussetzung für eine erfolgreiche Behandlung.

Ginseng

Ginsengwurzel wirkt nicht direkt gegen Krankheiten, sondern mobilisiert die Selbstheilungskräfte.

Die Ginsengwurzel (Panax ginseng) ist seit mehr als 2.000 Jahren ein wichtiges Heilmittel der traditionellen asiatischen Medizin. Sie wirkt nicht direkt gegen Krankheiten, sondern mobilisiert die Selbstheilungskräfte: So gehen bei Asthma- sowie Heuschnupfen die Symptome zurück, und die Produktion unseres „Glückshormons“ Serotonin wird angeregt. Darüber hinaus wirkt Ginseng bakterien- und virentötend.

Die wertvollen Inhaltsstoffe, die Ginsenoside, gehören zu den sekundären Pflanzenstoffen. Den wirksamen Extrakt stellt man aus gewaschenen und anschließend getrockneten Ginsengwurzeln her, da frischer Ginseng innerhalb weniger Tage schimmelt. Voraussetzung für seine Wirkung ist eine Mindestkonzentration von 1,5 Prozent Ginsenoside, die vor allem in Kapseln angeboten werden. Tinkturen, Tees und Kosmetikprodukte, die diese Konzentration nicht enthalten, sind eher Wellnessprodukte.

Sie sollten nicht mehr als 1–2 g Extrakt täglich einnehmen, da ansonsten mit Bluthochdruck, Schlaflosigkeit oder Durchfällen zu rechnen ist. Auch die Dauer der Einnahme sollten Sie auf drei Monate im Jahr beschränken. Generell wird von einer Ginsengeinnahme abgeraten, wenn man unter Bluthochdruck und Diabetes leidet: Dann besser vorher den Arzt fragen. Ganz davon abzuraten ist, wenn Sie Blutverdünner einnehmen, denn Ginsenoside verändern die Blutgerinnung.

Brasilianischer Ginseng

Der Brasilianische Ginseng (Pfaffia paniculata) ist ein großer, tropischer Strauch, der zur Familie der Fuchsschwanzgewächse gehört. Man nennt ihn auch Suma, Pfaffia oder „Para toda“ („Für alles“) und nutzt die Wurzel. Er stammt aus dem Amazonasbecken und den tropischen Teilen von Brasilien, Ecuador, Panama, Paraguay, Peru und Venezuela.

Seine medizinischen Wirkungen sind zahlreich: So wirkt die Wurzel ganz allgemein als Stärkungsmittel, beruhigt jedoch auch bei Stress und Müdigkeit. Die Einheimischen verwenden sie aufgrund ihrer antiallergischen, stimulierenden und zugleich nervenberuhigenden Wirkung. Sie enthält antioxidative Inhaltsstoffe und stärkt das Herz. **Rezept:** 1 TL getrocknete und pulverisierte Wurzel in einen Saft oder 250 ml Wasser rühren, ca. 15 Minuten kochen und absieben. Zwei- bis dreimal am Tag davon trinken.

Tawari

Tawari, auch bekannt als Lapacho, gehört zu den Trompetenbaumgewächsen. Es handelt sich um einen hochgewachsenen Baum, den man in manchen Bereichen der südamerikanischen Regenwälder findet.

Die Einheimischen verwenden Lapacho gegen zahlreiche Leiden: Allergien, Leukämie und Pilzkrankheiten können damit gelindert werden. Zu Heilzwecken wird nur die innere Rinde des Baumes, der Bast, verwendet. Sie fällt quasi als Abfallprodukt bei der Holzgewinnung an. Tawari hat weltweit Bedeutung als pflanzliches Heilmittel erlangt.

Man nutzt den Bast in Südamerika bei Diabetes und Allergien.

Tawari sollte nicht länger als sechs Wochen im Jahr eingenommen werden und keinesfalls überdosiert werden. Vorsicht ist insofern angebracht als Lapacho bei empfindlichen Personen eine Allergie auslösen kann. Auch Schwangere sollten die Pflanze allenfalls äußerlich anwenden: Als Bestandteil von Salben ist Lapacho offensichtlich problemlos verwendbar.

Rezept: 2 EL getrocknete Rinde mit 1 l Wasser vermischen, 20–25 Minuten kochen, abkühlen lassen und absieben.

Ethanol-Extrakt von hat Lapacho antinozizeptive und antiinflammatorische Effekte.

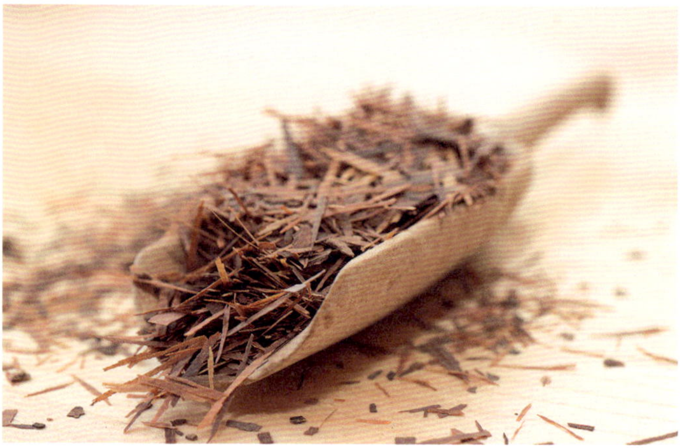

Manayupa

Das Heilkraut Manayupa wird höchstens 50 cm hoch und bildet 30 cm lange Bohnen. Man nutzt die oberirdischen Teile der Hülsenfrucht, also die Stängel mit Blättern und Blüten, in Einzelfällen auch die Wurzel.

Diverse Studien zeigten, dass Wasser- und Alkoholauszüge von Manayupa wirksame antiasthmatische Wirksubstanzen enthalten. Auch bei allergisch bedingter Arthritis und Rheuma wurde das Kraut erfolgreich getestet. Bislang gibt es keine Hinweise auf Nebenwirkungen und Kontraindikationen. In Untersuchungen zeigte sich eine hohe Wirksamkeit bei der Einnahme von Kapseln oder Tee. Darüber hinaus gibt es bislang keinen Hinweis auf Nebenwirkungen und Kontraindikationen.

Natürlich gegen die häufigsten Beschwerden

Ob tränende Augen, juckende Nase oder Hautreaktionen: Gegen viele allergische Beschwerden haben sich Hausmittel bestens bewährt! Wer nicht ständig auf Medikamente zurückgreifen will, findet hier Tipps, mit denen sich typische Symptome einer Allergie lindern lassen.

Juckreiz in Augen und Nase lindern

- Dampfbäder eignen sich sehr gut bei quälenden Symptomen wie juckenden Augen und gereizten Nasenschleimhäuten. Der Juckreiz wird durch den Wasserdampf gelindert, indem er die Schleimhäute befeuchtet und reinigend wirkt. Da die Kombination von Salz und warmem Wasser zusätzlich desinfizierend wirkt, sind Dampfbäder mit Salz ideal. Gießen Sie dafür einfach 500 ml warmes Wasser in eine Schüssel und geben Sie zwei Teelöffel Salz dazu. Inhalieren Sie dann etwa zehn Minuten lang mit einem großen Handtuch über Ihrem Kopf, den Sie über die dampfende Schüssel neigen.
- Auch ätherische Öle können gut in das heiße Dampfbad gegeben werden. Bei Heuschnupfen eignen sich beispielsweise Pfefferminze, Fenchel und Eukalyptus aufgrund ihrer abschwellenden, reizlindernden und entzündungshemmenden Eigenschaften. Auch ein warmes Vollbad mit Lavendel- oder Sanddorn-Badeöl wirkt abschwellend. Genießen Sie ein entspannendes Bad und

atmen Sie dabei die wohltuenden Dämpfe ein. Unterwegs oder zwischendurch können Sie einfach einige Tropfen des ätherischen Öls auf ein Taschentuch geben und daran riechen, um Heuschnupfensymptome zu lindern.

- Auch gegen brennende Augen ist ein natürliches Kraut gewachsen: Augentrost (Euphrasia). Lassen Sie einen Aufguss aus heißem Wasser und zwei Teelöffeln Augentrost zehn bis 15 Minuten ziehen und geben Sie dann den Sud durch ein feines Sieb. Tauchen Sie dann eine Kompresse in das Wasser und legen Sie sie für eine Viertelstunde auf die geschlossenen Augen.
- Heilkräuter können aber auch innerlich angewendet werden gegen Heuschnupfensymptome, beispielsweise als Tee oder als Gewürz. Während Ingwertee dabei hilft, dass Entzündungen der Schleimhäute schneller heilen, wirken Pfefferminztee und Thymiantee schleimlösend und abschwellend. Auch grüner Tee wirkt antiallergisch und sogar antioxidativ.

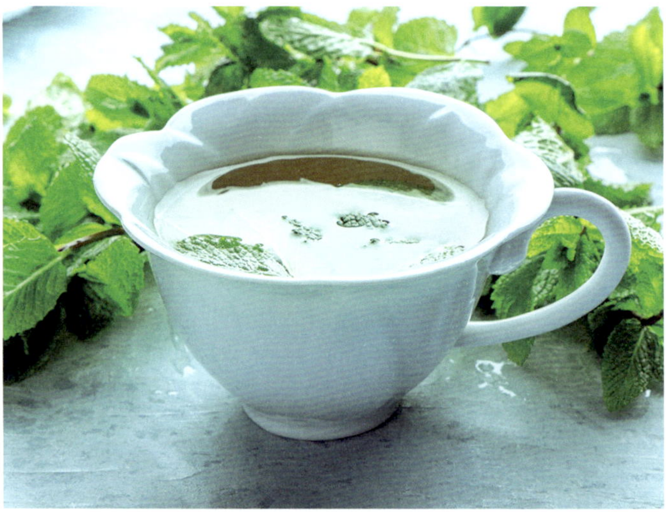

Pfefferminztee wirkt schleimlösend und abschwellend.

- Im Essen können scharfe Gewürze unterstützen. Ingwer, Knoblauch, Wasabi, Meerrettich und Senf befreien die Nasennebenhöhlen, spenden Feuchtigkeit und lassen die Schleimhäute abschwellen.

Besser durchatmen

Eine Nasendusche ist eine hervorragende natürliche Alternative zu herkömmlichen Nasensprays, die oft den Nachteil mit sich bringen, die Schleimhaut auf Dauer zu reizen und auszutrocknen.

Bis zu dreimal täglich angewendet reinigt die Nasendusche Ihren Nasengang schonend und befreit ihn so von Allergenen, sodass Sie wieder befreit durchatmen können.

Lebensmittel als natürliche Antihistaminika

Geht es um die Bekämpfung von Allergiesymptomen, denkt man zuallererst an Antihistaminika. Diese Medikamente sind jedoch nicht immer nebenwirkungsfrei. So können sie zum Beispiel Müdigkeit, Kopfschmerzen oder Benommenheit auslösen.

- Vitamin C: Das lebenswichtige Vitamin stärkt nicht nur unser Immunsystem, sondern hat sich auch bei der Behandlung von Allergien bewährt. Das zeigte auch eine Studie aus dem Jahr 2018. Vitamin C lindert Allergiesymptome, indem es als starkes Antioxidans entzündungshemmend wirkt. Umgekehrt kann sich dementsprechend ein Mangel an Vitamin C verstärkend auf allergische Reaktionen auswirken. Nicht nur Zitrusfrüchte sind reich an Vitamin C, sondern auch Paprika, Kiwis, Erdbeeren, Brokkoli, Tomaten und viele weitere Obst- und Gemüsesorten.
- Bromelain: Auch das Enzym Bromelain wirkt auf den Körper antientzündlich und abschwellend. Es kommt im

Saft und im Kern der Ananas vor und ist auch als Supplement erhältlich. Hier haben Studien ebenfalls gezeigt, dass es allergische Symptome lindern kann, insbesondere wenn die Nebenhöhlen in Mitleidenschaft gezogen sind. Bei Bromelain ist allerdings zu bedenken, dass es zu Nebenwirkungen kommen kann: So kann es verdauungsfördernd wirken, die Herzfrequenz steigern und sogar den weiblichen Zyklus beeinflussen.

- Quercetin: Im Gegensatz zu Vitamin C ist Quercetin zwar weniger bekannt, es ist jedoch ebenfalls ein starkes Antioxidans, das sich lindernd auf allergische Symptome der Atemwege auswirkt. Wie beim Vitamin C und beim Bromelain hat sich dies auch beim Quercetin in wissenschaftlichen Studien bestätigt. Zahlreiche Nahrungsmittel und Pflanzen wie Beeren, Äpfel, schwarzer und grüner Tee, Paprika, rote Zwiebeln und sogar Rotwein enthalten den Pflanzenstoff. Die Konzentration des Wirkstoffs in Nahrungsergänzungsmitteln ist jedoch sehr viel höher, sodass es ratsam ist, es in dieser Form zu sich zu nehmen.
- Tagebuch bei seelischen Problemen: Den psychischen Aspekt sollte man bei bestimmten Allergien nicht unbeachtet lassen. Die Haut kann als „Spiegel der Seele“ auch ein Ventil für seelische Belastungen sein, die sich als Hautallergie wie Nesselsucht oder Neurodermitis manifestieren oder ein allergisches Asthma begünstigen können. Ein Allergietagebuch kann dabei helfen, Situationen und Emotionen auszumachen, die allergische Reaktionen auslösen oder eine Allergie verschlimmern. Dabei kann emotionaler Stress den Körper so belasten, dass er das Immunsystem beeinträchtigt und eine überschießende Abwehrreaktion auslöst. Manchmal sind diese auslösenden Situationen erst auf den zweiten Blick sichtbar, und

das Allergietagebuch kann dabei helfen, die Zusammenhänge zu erkennen. Fragestellungen, die Sie dabei im Blick haben sollten: Wann fing meine Allergie an? Hatte ich besonders viel Stress oder eine schwere Zeit? Verschlimmern sich die Symptome, wenn ich unter Druck stehe oder Sorgen habe? Wann habe ich dagegen weniger Symptome? Allein die Erkenntnis lindert oft bereits die Allergie.

Adressieren Sie eventuelle psychische Aspekte einer Allergie mithilfe eines Tagebuchs.

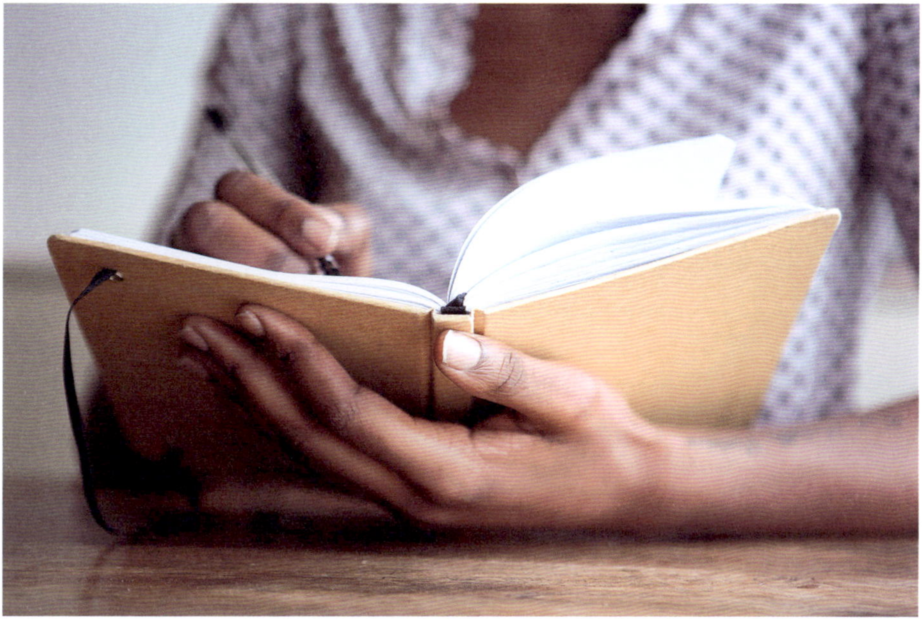

Vorsicht vor ungeprüften Therapien

Allergien sind alles andere als angenehm, und manchmal bringen Medikamente nicht den versprochenen Nutzen. Man kann daher verstehen, dass viele Menschen stattdessen oder zusätzlich alternative Heilmethoden in Anspruch nehmen, auch, um die Nebenwirkungen zu reduzieren. Die Zahl der Arztpraxen, die zusätzlich Komplementärmedizin anbieten, hat sich in den letzten 25 Jahren verdreifacht. Studien zeigten, dass Betroffene durch die Möglichkeiten, sich beispielsweise im Internet zu informieren, selbst aktiv werden und oft auch ihren Ärztinnen und Ärzten darin bestärkt werden. Bevor Sie sich jedoch für ein alternatives Verfahren entscheiden, sollten Sie Folgendes bedenken:

- Manche Verfahren sind sehr teuer. Erkundigen Sie sich unbedingt vorab über die Kosten. Manche importierten pflanzlichen Arzneien sind zum Teil mit Schwermetallen belastet und bei uns nicht zugelassen. Gegebenenfalls bekommen Sie sogar Ärger mit den Zollbehörden, wenn Sie derartige Mittel bestellen.
- Manche Methoden gehen mit Risiken einher. Informieren Sie sich vorab umfänglich und prüfen Sie unterschiedliche Quellen. Unabhängige Stellen sind der Deutsche Asthma- und Allergikerbund (DAAB) oder die Verbraucherzentralen (Adressen siehe Anhang).

- Besprechen Sie mit Ihrem Arzt oder Ihrer Ärztin, wie gut die Chancen für eine hundertprozentige Heilung, wie oft versprochen wird, wirklich stehen.
- Eine einzelne Empfehlung nach dem Motto „Mir hat das gut geholfen“ kann hilfreich sein, muss aber nicht. Menschen reagieren sehr unterschiedlich.
- Der DAAB macht darauf aufmerksam, dass es in vielen Internetforen „professionelle Betroffene“ gibt, die unter verschiedenen Usernamen einzelne Therapien als hilfreich oder heilend loben. Diese Profi-User werden vom jeweiligen Anbieter für derartige „Erfahrungsberichte“ bezahlt.
- Brechen Sie eine laufende medizinische Therapie niemals ohne Rücksprache mit Ihrer Arztpraxis ab, und setzen Sie ebenso wenig kurzfristig Medikamente ab.

Hyposensibilisierung mit Honig

Hyposensibilisierung hilft nachweislich, es gibt jedoch Anhänger von alternativen Therapien, die dabei auf Honig schwören: Tatsächlich soll ein Teelöffel Honig jeden Tag eine allmähliche Gewöhnung des Immunsystems an die Pollen im Honig ermöglichen und Heuschnupfensymptome verringern, wenn der Honig aus der Region stammt. Der Deutsche Allergie- und Asthmabund (DAAB) warnt vor dieser Methode, da die Menge der Pollen im Honig massive Unterschiede aufweist und sich die Wirkung auch ins Gegenteil verkehren könnte.

Mudras gegen Asthma

Die an die TCM angelehnte Druckpunktmethode wird manchmal bei Allergien empfohlen, ihre Wirksamkeit ist jedoch nicht nachgewiesen. So soll der Druck an einer Stelle zwischen Nase und Oberlippe die Atmung per Reflex wirksam vertiefen oder das Zusammendrücken der Lippen durch einen Reflex die Bronchien entspannen und Asthma sogar heilen. Auch indische Mudras, also bestimmte symbolische Hand- und Fingerhaltungen, sollen durch Druck z. B. am kleinen Finger die Atmung vertiefen und Asthma ausschalten – Belege dafür gibt es nicht.

Online-Allergietests

Online-Allergietests funktionieren nicht und sind dazu noch teuer.

Im Internet werden die abenteuerlichsten Tests angeboten, um die Ursache für Allergien herauszufinden. Ob Blut- oder Haarproben oder gar ein Blähbauch oder andere Verdauungsprobleme, sogar eine laufende Nase im Frühling – das sind die vermeintlichen Hinweise auf eine Allergie. Befeuert werden diese Tests zusätzlich dadurch, dass man auf einen Termin beim Allergologen möglicherweise lange warten muss.

Bei vielen Angeboten bekommt man ein Testkit nach Hause geschickt, um sich in Eigenregie Blut abzunehmen: Man sticht sich und gibt den entstehenden Blutstropfen auf eine Pappkarte oder in ein Röhrchen. Diese Probe wird an ein Labor geschickt, das Resultat erhält man nach wenigen Tagen per E-Mail.

Tatsächlich lassen sich Drogen oder Vergiftungen gut in Blut- oder Haarproben nachweisen. Leider funktioniert dies bei einer Lebensmittelallergie nicht. Nur eins ist sicher: der hohe Preis. Dazu kommt ein weiteres Problem: Nutzen Sie solche Tests, wissen Sie noch nicht, was Sie mit dem Ergebnis anfangen sollen. Es ist durchaus möglich, dass Sie auf 30 Seiten diverse medizinische Sachverhalte erklärt bekommen, aber weder verstehen noch einordnen können. Dafür benötigen Sie dann wiederum doch einen Termin bei Ihrer Ärztin oder Ihrem Arzt, der das Ergebnis mit Ihnen bespricht.

Weitere umstrittene Methoden

Der DAAB sowie das Helmholtz Zentrum München stufen folgende Methoden als wenig sinnvoll ein:

Kinesiologie, Bioresonanz, Eigenblutbehandlung und Co: Leider gibt es viele wirkungslose Behandlungsangebote.

Die **Kinesiologie** behauptet, Allergien und Unverträglichkeiten dadurch zu erkennen, dass die Berührung eines Allergens zu Änderungen der Muskelspannung führt, die ein erfahrener Kinesiologe erfassen könne. Diese Zusammenhänge konnten durch seriöse Studien nicht bestätigt werden.

Die **Bioresonanz** geht davon aus, dass der Mensch von elektromagnetischen Schwingungen umgeben ist. Diese können durch Allergien verändert und mithilfe bestimmter Geräte erfasst werden. Damit soll man Allergien diagnostizieren und sogar „löschen" können. Diese Behauptungen wurden in kontrollierten Studien an verschiedenen Universitäten und Kliniken überprüft. Eine Wirkung konnte nicht bestätigt werden, im Gegenteil: Einige Betroffene setzten sich den scheinbar „gelöschten" Allergien wieder aus und erlitten schwere allergische Reaktionen.

Der **IgG(4)-Antikörpertest** (nicht zu verwechseln mit dem anerkannten IgE-Antikörpertest) zur Diagnose von Nahrungsmittelunverträglichkeiten, den man auch im Internet erhalten kann: Angeblich kann man auf Basis einer Blutuntersuchung viele unverträgliche Lebensmittel entdecken. Dadurch sollen sogar Rückschlüsse auf verschiedene Erkrankungen und Symptome möglich sein. Die Methode wird nicht nur von deutschsprachigen, sondern auch anderen europäischen Allergie- und Verbraucherverbänden strikt abgelehnt.

Torsten Zuberbier, Direktor des Instituts für Allergieforschung an der Berliner Charité, sagt dazu: „Immunglobulin-E- (IgE-) Antikörper sind die Schuldigen für Allergien und werden in seriösen Labortests in der Allergiediagnostik routinemäßig untersucht. Jedoch erlauben die Immunglobuline der Klasse G oder G4 keinerlei Unterscheidung, ob eine Nahrungsmittelallergie bzw. -unverträglichkeit vorliegt oder nicht. Bilden sich solche Antikörper im Blut, zeigt dies nur, dass der oder die Getestete Kontakt mit der Substanz hatte."

Bei der **Augen- oder Irisdiagnostik** sieht sich der oder die Behandelnde die Regenbogenhaut der Augen genauer an, die sogenannten Irisphänomene, das heißt Farbe, Dichtigkeit oder sonstige Anzeichen des Auges. Sie werden dann in Zusammenhang mit bestimmten Funktionsstörungen oder Krankheiten gebracht. Dass man damit Allergien behandeln oder entdecken kann, ist wissenschaftlich nicht belegt.

Bei der **Eigenblutbehandlung** entnimmt man Blut, bereitet es auf oder führt es in unveränderter Form wieder zu. Das Ganze beruht auf der Vermutung, dass körpereigene Stoffe den Organismus zu einer verstärkten Abwehrreaktion anregen können. Das eigene Blut soll sozusagen als Medikament dienen. Je nach Methode werden dem Blut verschiedene Substanzen beigefügt, z. B. Schlangengift, Ameisensäure oder homöopathische Mittel. Auch für diese Erfahrungsheilkunde gibt es keine Studien, die tatsächlich eine Wirksamkeit bei Allergien erkennen lassen.

Die **orthomolekulare Medizin,** oft zur Stärkung des Immunsystems empfohlen, soll auch bei Allergien wie Asthma oder Neurodermitis helfen. Dahinter steht die Annahme, dass Krankheiten aufgrund von Mangelzuständen auftreten. Um diesen vorzubeugen oder sie zu beheben, fügt man dem Körper Substanzen wie Vitamine, Mineralstoffe oder Spurenelemente in großer Menge und in Kombinationen zu. Sie stehen jedoch nicht in direktem Zusammenhang mit Allergien. Es spricht aber nichts dagegen, etwaige Mangelzustände von Vitaminen und Mineralstoffen in der Arztpraxis testen zu lassen und gegebenenfalls durch entsprechende Lebensmittelauswahl zu beseitigen. Eine Dosierung über die von der Deutschen Gesellschaft für Ernährung (DGE) empfohlene Menge hinaus (nachzulesen unter www.dge.de/wissenschaft/referenzwerte) nützt jedoch nichts gegen Allergien, im Gegenteil, Sie riskieren Gesundheitsschäden durch eine Überdosis.

Bei der **Elektroakupunktur** misst man Ströme an bestimmten Akupunkturpunkten oder Leitbahnen (Meridiane). Man ordnet die Ergebnisse bestimmten Organen oder Funktionen zu. Ein spezielles Gerät, das Galvanometer, misst die elektrische Spannung zwischen verschiedenen Punkten (Potenzialunterschiede). Die Hypothese ist, dass die Messwerte sich ändern, wenn ein Allergen in diesen Stromkreis eingefügt wird. Auch hier konnte kein Zusammenhang mit Allergien festgestellt werden.

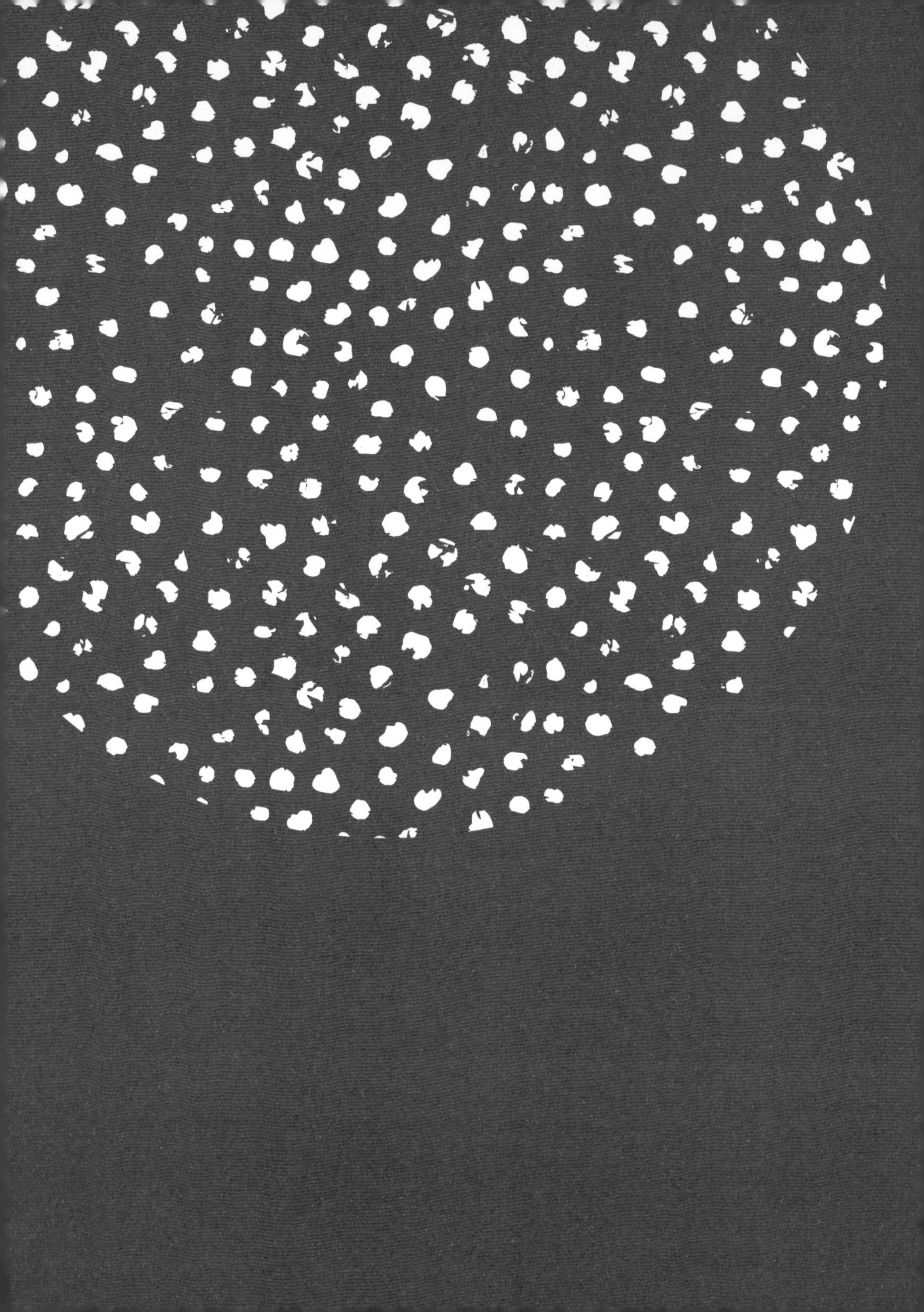

Die häufigsten Allergien und was Sie dagegen tun können

In diesem Kapitel stelle ich Ihnen nun die häufigsten Allergien genauer vor und erkläre Ihnen, mit welchen Maßnahmen der natürlichen Selbsthilfe Sie ihnen jeweils am besten begegnen können.

Heuschnupfen

Pollen sind meist in den Monaten Februar bis Oktober zwischen Sonnenauf- und Sonnenuntergang unterwegs.

Pollenallergie, auch saisonale allergische Rhinitis oder umgangssprachlich Heuschnupfen genannt, ist eine Überempfindlichkeitsreaktion gegen Pollen, also Blütenstaubteilchen von Bäumen, Sträuchern, Gräsern und Getreide. Roggen zum Beispiel kann bis zu vier Millionen Pollen pro Ähre ausstreuen und eine Reichweite von mehreren hundert Kilometern haben.

Millionen von Menschen sind von dieser Allergieart betroffen, bei uns in Deutschland sind es etwa 15 Prozent der Bevölkerung. Sie haben es weiter vorne schon gelesen: Von Jahr zu Jahr fliegen Pollen früher, so wurden 2025 in Bayern bereits am 3. Januar Haselpollen gemessen. Das bedeutet, dass Allergiebetroffene länger leiden – und vor allem auch stärker, denn durch den Trockenstress, dem Pflanzen durch den Klimawandel zunehmend ausgesetzt sind, produzieren sie sozusagen als Überlebensreaktion mehr Pollen.

Darüber hinaus bewirkt die zunehmende Luftverschmutzung bzw. das Kohlendioxid in der Luft, dass Pollen mehr Eiweiß enthalten. Gleichzeitig reizt der Feinstaub in der Luft die Schleimhäute, sodass die Pollen leichter „angreifen“ können.

Wie erkennt man eine Pollenallergie?

Wenn die Pollen auf die Schleimhäute der Augen oder der Nase gelangen, können sich die folgenden Symptome zeigen:

- Rötung, Tränen und Jucken der Augen (Bindehautentzündung)
- Anschwellen der Nasenschleimhäute
- Niesreiz, verstopfte oder laufende Nase (Fließschnupfen)

- Kratzen im Hals, manchmal auch Husten
- Hautreaktionen
- selten Kopfschmerzen, Schlafstörungen, eingeschränkte Leistungsfähigkeit, infolge z. B. von Schleimansammlung in den Nebenhöhlen

Man kann eine Pollenallergie mithilfe des Prick-Tests feststellen. Zusätzlich gibt es Bluttests, mit deren Hilfe unterschiedliche Allergene wie Frühblüher oder Gräser identifiziert werden können: Hier zeigen sich dann erhöhte Werte spezifischer IgE-Antikörper, die eine Immunantwort auf das entsprechende Allergen erkennen lassen.

Heuschnupfen ernst nehmen

Ignoriert man den Heuschnupfen, können sich die Symptome im Laufe der Zeit verschlimmern und zusätzliche Allergien hinzukommen. Wenn es ganz schlecht läuft, kann Asthma aus der Allergie entstehen, genannt Etagenwechsel: Dabei geht die Entzündung von den oberen Atemwegen auf die Bronchien über.

Was tun bei einer Pollenallergie?

Folgende Maßnahmen der Selbsthilfe haben sich bewährt:

- Beachten Sie die Zeiten des Pollenflugs. Es gibt Pollenflugvorhersagen, die täglich über die aktuelle Pollenbelastung informieren, z. B. www.wetteronline.de oder der Gefahrenindex beim Deutschen Wetterdienst auf www.dwd.de.
- Waschen Sie sich öfter die Haare, damit Sie die Pollen nicht mit sich tragen, am besten vor dem Zubettgehen.
- Schließen Sie zur Blütezeit nachts das Fenster, damit das Schlafzimmer möglichst pollenfrei bleibt.

- Lüften Sie vorsichtig, möglichst außerhalb der Pollenflugzeiten. Bei Regen befinden sich weit weniger Pollen in der Luft.
- Lassen Sie Bettwäsche nicht im Freien trocknen und saugen Sie Teppiche und Polstermöbel regelmäßig mit einem speziellen Staubsauger mit Pollenfilter.
- Testen Sie verschiedene Luftfilter (siehe Seite 77): Pollenschutzgitter können über 90 Prozent Pollen in der Luft herausfiltern. Achten Sie dabei auf gute Qualität bzw. das Siegel von ECARF (Europäische Stiftung für Allergieforschung, www.ecarf-siegel.org/zertifizierte-produkte-services): Die Stiftung rät zu Fabrikaten, die bereits beim Einkauf in einen festen Rahmen eingespannt sind.
- Verreisen Sie, wenn es Ihnen möglich ist, während der Zeit des stärksten Pollenflugs. Küstenregionen und Hochgebirge zum Beispiel sind deutlich weniger belastet.
- Vermeiden Sie während der Zeit des Pollenflugs Spaziergänge auf Wiesen und Feldern.
- Wenn Sie einen Garten haben, halten Sie den Rasen kurz, damit er nicht blüht und weniger Pollen produziert.
- Beim Autofahren besser nicht die Fenster öffnen. Sie können sich einen Pollenfilter in die Lüftung Ihres Autos einbauen lassen.

Bleiben Sie bei warmem, trockenem und windigem Wetter möglichst drinnen. Sollten Sie dennoch nach draußen müssen, tragen Sie einen Mund-Nasen-Schutz.

Informieren Sie sich, ob die Pollen, die für Ihre allergische Reaktion verantwortlich sind, nahrungsmittelverwandte Allergene tragen, und verzichten Sie ggf. in der Zeit des Pollenfluges auf diese Nahrungsmittel, um eine möglicherweise bestehende Kreuzallergie zu umgehen. Allergene aus Gräser-, Kräuter- oder Baumpollen ähneln in ihrer Struktur bestimmten Eiweißstoffen aus Früchten oder Gemüsearten. Die Folge: Hat man eine Pollenallergie, reagiert das Immunsystem auch beim Kontakt mit ähnlichen Strukturen aus anderen Pflanzen. Man nennt dies eine „pollenassoziierte Nahrungsmittelallergie“ (pNMA). Dies betrifft z. B. Pollen der Frühblüher wie Birke, Erle oder Hasel und rohe Obstsorten aus der Familie der Rosengewächse (Apfel, Birne, Pflaume, Pfirsich, Kirsche oder Mandeln).

Asthma

Die Anfälligkeit für die Krankheit kann vererbt werden, doch auch wer an Allergien wie Neurodermitis und Heuschnupfen leidet, kann zusätzlich an Asthma erkranken.

Fünf Millionen Betroffene allein in Deutschland haben Asthma – es ist eine echte Volkskrankheit! Bei Kindern ist es die häufigste chronische Erkrankung überhaupt, etwa acht Prozent sind davon betroffen, vor allem Jungen. Kinder in umweltverschmutzten Regionen haben die Krankheit besonders häufig.

Wie erkennt man Asthma?

Bei Asthma tritt Atemnot bevorzugt in der Nacht auf. Beim Ausatmen können pfeifende oder brummende Geräusche entstehen. Außerdem kann ein chronischer Husten auf Asthma hinweisen. Anstelle der Atemnot können auch Beklemmungsgefühle in der Brust auftreten oder Schmerzen beim Einatmen kalter Luft im Vordergrund stehen.

Bei einem akuten Anfall kann es auch zu Herzrasen (Tachykardie) kommen. Zusätzlich bildet sich bei massiver Atemnot eine bläuliche Verfärbung der Lippen und Haut. Tritt dies auf, ist schnellstes Handeln erforderlich, und man muss den Notarzt holen!

Typisch für Asthma ist, dass die Beschwerden abklingen können, um später erneut aufzutreten.

Die Krankheitszeichen sind nicht immer und bei allen Menschen gleich. Typisch für Asthma ist auch, dass die Beschwerden völlig oder zumindest teilweise wieder abklingen können, um später erneut aufzutreten. Dies ist von selbst oder nach Einnahme bestimmter Arzneimittel möglich.

Die Diagnose beginnt mit einer Anamnese, also der Erhebung der Krankengeschichte. Bei Asthma wird auch auf frühere Krankheiten und Erkrankungen in der Familie eingegangen und insbesondere nach Allergien und den Reizen gefragt, die die Beschwerden auslösen. Der Arzt hört Ihre Lungen ab, um herauszufinden, ob typische asthmatische Atemgeräusche auftreten. Auch ein Lungenfunktionstest und Allergietests sind sinnvoll.

Die folgenden Faktoren können Asthma begünstigen:

- Dass Rauchen den Atemwegen schadet, ist bekannt, aber auch die Anfälligkeit für Asthma ist damit verbunden. Dies gilt auch für Passivrauchen, Shisharauchen (Wasserpfeife) und E-Zigaretten. Außerdem reduziert Nikotin die Wirkung von Asthmamedikamenten.
- Sind Sie empfänglich für häufige Atemwegsinfekte, werden die Luftwege generell anfällig und können den Weg für Asthma bereiten.
- Wenn Sie als Kind übergewichtig waren und unter Bewegungsmangel litten, erhöht dies ebenfalls das Asthmarisiko.
- Menschen mit Asthma reagieren auch stärker auf Luftverschmutzung. Beispielsweise steigt in Berlin die Zahl der Krankenhauseinweisungen aufgrund von Asthma, wenn die Konzentrationen an schädlichem Stickstoffdioxid in der Luft erhöht sind.

Was tun bei Asthma?

Damit Sie die Krankheit im Alltag gut im Griff haben, ist Ihre Eigeninitiative gefragt! Folgende Tipps helfen Ihnen dabei:

Asthma kann mit Eigeninitiative gut kontrolliert werden.

- Ein Asthma-Tagebuch hilft Ihnen, den Überblick über Ihre Beschwerden zu behalten und den Krankheitsverlauf über einen längeren Zeitraum zu beobachten.
- Legen Sie einen Medikamentenplan an und halten Sie die Empfehlungen strikt ein. Ändern Sie nie selbstständig Dosis oder Häufigkeit der Medikamenteneinnahme. Wenn Sie glauben, zu viel oder zu wenig Medikamente zu bekommen, besprechen Sie dies mit Ihrer Arztpraxis.
- Wird Ihr Asthma durch eine Pollenallergie beeinflusst, legen Sie sich einen Pollenflugkalender (zu finden beispielsweise unter www.allergiecheck.de) zu. Damit haben Sie die aktuelle Pollenbelastung im Blick und können den Alltag oder Urlaub besser planen. Alternativ gibt es Pollenflug-Apps für Ihr Smartphone.
- Überprüfen Sie Ihre Atemfunktion regelmäßig. Dafür eignet sich das Peak-Flow-Meter, ein kleines medizinisches Gerät, in dessen Gebrauch Sie Ihre Praxis einweist, damit Sie es anschließend selbst zu Hause und unterwegs nutzen können. Damit können Sie eine Verschlechterung sofort erkennen und eine zügige Therapieanpassung möglichst in die Wege leiten.
- Mithilfe von Lungensport-Kursen können Sie durch spezielle Übungen Ihre Lungenfunktion verbessern. Das wirkt sich direkt auf die Lebensqualität aus, weil Sie mehr Ausdauer und Energie bekommen. Fragen Sie bei Ihrer Krankenkasse nach entsprechenden Angeboten.
- Wenn Sie befürchten, dass sich Ihr Asthma auf einer Reise verschlechtert, suchen Sie als Urlaubsziel Orte am Meer oder im Hochgebirge aus, wo die Pollenbelastung geringer ist.

Das Asthma-Notfallspray sollte immer griffbereit sein!

Asthma ist eine chronische Atemwegserkrankung, die den Alltag massiv einschränken kann. Wenn Sie sich mit anderen Betroffenen darüber austauschen möchten, welche weiteren Strategien es gibt und was anderen hilft, eignet sich vielleicht ein Kurs bei Ihrer Krankenkasse oder eine Selbsthilfegruppe (Adressen siehe Anhang).

Hausstaubmilbenallergie

Schätzungsweise sieben Prozent der Bevölkerung in Deutschland leiden an einer ganzjährigen Hausstaubmilbenallergie. Bei Kindern zwischen drei und 17 Jahren ist dies die häufigste Allergieform nach den Gräsern.

Milben, genauer die Hausstaubmilben (Dermatophagoides), gehören zur Klasse der Spinnentiere. Sie sind etwa 0,3 mm groß und lieben es warm – am liebsten sind ihnen 25 °C und eine Luftfeuchte von circa 75 Prozent. Hausstaubmilben leben überwiegend in direktem Kontakt zum Menschen und sie fressen menschliche Hautschuppen, die sie reichlich vor allem in Betten und auf Polstermöbeln finden, da sich unsere Haut ständig erneuert und wir dabei die abgestorbenen Hautzellen abstoßen.

Zwar saugen sie weder noch beißen oder stechen sie und übertragen auch keine Krankheiten, aber vor allem ihr Kot enthält zahlreiche Allergene. Die Hausstaubmilbe liefert durchschnittlich 20 Kotkügelchen pro Tag, sodass sich in einem Gramm Hausstaub über 250.000 Kotkügelchen finden können.

Auf Rezept gibt es spezielle Tabletten gegen Hausstaubmilben, die die Allergie in Zaum halten und sogar das Risiko für Asthma reduzieren. Dies gelang Forschenden an der Universitätsmedizin Rostock unter der Leitung von Prof. Dr. Johann Christian Virchow, Leiter der Abteilung für Pneumologie. Der Mechanismus ähnelt der klassischen Hyposensibilisierung, indem sie den Körper langsam an die Milbenallergene gewöhnen und die Beschwerden abnehmen. Erkundigen Sie sich in Ihrer Arztpraxis, ob diese Therapie in Ihrem Fall geeignet ist.

Wie erkennt man eine Hausstaubmilbenallergie?

Die Symptome der Hausstaubmilbenallergie ähneln sehr stark denen der Pollenallergie. Dementsprechend kann es zu Niesattacken, einer laufenden oder verstopften Nase sowie tränenden, aber auch sehr trockenen und juckenden Augen kommen, auch kratzender Husten und schwere Atmung sind möglich. Wie beim Schnupfen auch können Kopfschmerzen, Schlafstörungen und eine generelle Erschöpfung auftreten. Möglicherweise bekommt man schlecht Luft, woraus sich mit der Zeit ein Asthma entwickeln kann.

Die Symptome der Hausstaubmilbenallergie ähneln sehr stark denen der Pollenallergie.

Leidet man länger unter Milben, kann es zu einer dauerhaften Verstopfung der Nase, trockenen Nasenschleimhäuten, Niesreiz und Juckreiz der Nase sowie einem eingeschränkten Riechvermögen kommen. Schließlich beobachtet man oft die Symptome einer Nasennebenhöhlenentzündung (Sinusitis) mit einem Druckgefühl im Stirnbereich. Schlimmstenfalls treten die Symptome eines allergischen Asthmas auf, wie Atemnot und nächtlicher, trockener Reizhusten. Besonders unangenehm ist, dass die Symptome ganzjährig auftreten. Meist sind sie morgens stark und bessern sich im Laufe des Tages, abends bemerkt man sie wieder deutlicher.

Im Unterschied zur Pollenallergie treten die allergischen Reaktionen gegen Hausstaubmilben in der Regel das ganze Jahr über auf. Milben sind im Spätsommer und frühen Herbst am häufigsten, denn dann ist es feucht und warm – optimale Lebensbedingungen für die Tiere. Während der Heizperiode im Winter nimmt ihre Zahl ab. Dennoch können sich die Beschwerden zu dieser Jahreszeit verstärken, denn dann trocknet der Milbenkot leichter und wird aufgewirbelt und eingeatmet, vor allem, wenn weniger gelüftet wird.

Was tun bei einer Hausstaubmilbenallergie?

Am wichtigsten ist eine Reduzierung der Staubbelastung im Schlafzimmer.

Wichtigste Maßnahme ist es, die Staubbelastung in Wohnung oder Haus zu reduzieren und sich dabei auf den wichtigsten Bereich zu konzentrieren: das Schlafzimmer. Staubproben in Matratzen, Decken und Bettwäsche enthalten am meisten Milben innerhalb der Wohnung, oft bis zu hundertmal mehr als das Wohnzimmer!

Wenden Sie bei Wäschewechsel die Matratze. Waschen Sie das Bettzeug jede Woche, am besten bei 60 bis 95 °C. Lüften Sie morgens Schlafzimmer und Bettzeug gründlich aus und lassen Sie die Betten zwei bis drei Stunden aufgedeckt, damit auch die Matratze trocknen kann. Ein Bettgestell ohne Kasten sorgt dafür, dass die Feuchtigkeit besser abziehen kann.

Falls keine Besserung eintritt, entsorgen Sie federhaltige Decken und Kopfkissen und schaffen Sie sich Allergikerbettwäsche oder -matratzen an. Wenn alles nichts hilft, kann auch ein Wasserbett die Lösung sein.

Sorgen Sie für Sauberkeit in der Wohnung: Wischen Sie glatte Böden regelmäßig feucht oder staubsaugen Sie häu-

fig (auch die Polstermöbel), am besten mit einem Staubsauger mit Feinstaubfilter, sogenannten HEPA-Filtern („High Efficiency Particulate Airfilter"). Dies sollten nur milbenallergiefreie Personen erledigen, da die Milbenkonzentration in der Luft während des Saugvorgangs erhöht wird. Wenn dies nicht möglich ist, tragen Sie einen Mundschutz.
Weitere Selbsthilfetipps gegen Hausstaubmilben:

- Tauschen Sie Matratzen nach spätestens acht Jahren aus.
- Verzichten Sie auf Teppiche, Gardinen und Polstermöbel – besser sind glatte Möbel, z. B. aus Leder – oder behandeln Sie diese regelmäßig mit einem Anti-Milben-Spray. Vermeiden Sie insgesamt zu viele „Staubfänger" in der Wohnung.
- Nachtspeicheröfen wirbeln im Raum Luft und damit Allergene auf. Vielleicht haben Sie die Möglichkeit, ein anderes Heizungssystem zu wählen.
- Eine Fußbodenheizung (maximal 23 °C) sorgt für Trockenheit auf dem Boden und vertreibt auf diese Weise Milben.
- Nicht waschbare Kuscheltiere von Kindern können Sie in der Kühltruhe von Milben befreien (–20 °C, mindestens fünf Stunden lang).
- Kleidungsstücke, die Sie nur bei 30 °C waschen können, lassen sich in Waschlauge mit Waschzusätzen reinigen.
- In der Apotheke erhalten Sie rezeptfreie Medikamente gegen Milben:
  - Antihistaminika (zur Anwendung als Nasenspray oder zur innerlichen Einnahme)
  - Glukokortikoide (als Nasenspray)
  - Nasenspülungen
- Auch bei einer Milbenallergie können Sie es mit einer Hyposensibilisierung versuchen.

Tierhaarallergie

Die Tierhaarallergie ist weit verbreitet: In Deutschland reagieren ungefähr zehn Prozent der Bevölkerung überempfindlich auf bestimmte Tiere oder Tierhaarprodukte.

Oft wird irrtümlich angenommen, man sei gegen eine bestimmte Tierart allergisch. Es ist jedoch nicht das Tier selbst, auch nicht dessen Haare, sondern Stoffe aus Schweiß, Speichel, Talg oder Urin, die in den Haaren hängenbleiben. Eine Allergie kann gegenüber allen gängigen Haustieren mit Fell auftreten, am häufigsten ist jedoch eine allergische Reaktion auf Katzen.

Katzenhaarallergie

Eine Katzenhaarallergie verursacht Beschwerden wie Atemnot, Asthmaanfälle, Kribbeln überall und ein Anschwellen der Nasenschleimhaut. Die Allergie wird unter anderem durch ein spezielles Eiweiß im Speichel der Katze ausgelöst. Da die Katze, wenn sie sich putzt, ihr ganzes Fell ableckt, findet sich dieses Eiweiß auch überall dort verteilt. Dort trocknet es ein und gelangt über den Abrieb von Haut- und Haarpartikeln als mikroskopisch kleine Schwebeteilchen in die Umgebungsluft, wo sie schließlich auf den menschlichen Schleimhäuten der Augen, der Nase oder den Bronchien landen und eine allergische Reaktion auslösen können.
Selbst eine gründliche Reinigung der Böden hilft meist wenig, da sich die Allergene in der Luft befinden und durch Kleidungsstücke verbreitet werden. Dementsprechend findet man sie auch in Räumen, wo sich nie Katzen aufhalten. Selbst wenn die Katze aus einer Wohnung entfernt wurde, bleibt das Allergen aufgrund der außerordentlich guten Schwebeeigenschaften noch über Monate in der Luft.

Bei einer Katzenhaarallergie hilft leider selbst die gründliche Reinigung der Wohnung nicht.

Damit sich Katzenbesitzer nicht von ihrem geliebten Tier trennen müssen, forscht die Pharmaindustrie an Impfstoffen für Katzen, die Antikörper bilden und so das entsprechende Allergen der Katze neutralisieren sollen. Bisherige Studien sind vielversprechend. Entsprechende Angebote sind in Deutschland jedoch bisher nicht zugelassen, weil es keinen nachweislichen gesundheitlichen Nutzen für die Katze gibt, der jedoch für die Zulassung ausschlaggebend ist.

Durch ein speziell angereichertes Trockenfutter konnte jedoch die Belastung des Katzenfells mit aktiven Allergenen reduziert werden, was laut einer klinischen Studie zu einer deutlichen Verringerung der Nasensymptome und des Juckreizes in den Augen führte.

Hundehaarallergie

Hunderassen tragen alle die gleichen Allergene in sich, es unterscheidet sich nur die Menge. Und diese ist individuell und von der Rasse unabhängig: Während man beispielsweise auf den Dackel der Nachbarin allergisch reagiert, kann es sein, dass die Dogge keinerlei Symptome auslöst. Das gilt für langhaarige Rassen ebenso wie für kurzhaarige Hunde. Dass Hunde mit langem Fell eher eine allergische Reaktion hervorrufen als kurzhaarige, lässt sich nicht belegen. Es lässt sich nur festhalten, dass Hundeallergene weniger aggressiv sind als Katzenallergene.

Wie erkennt man eine Tierhaarallergie?

Generell sind die Symptome einer Tierallergie:

- Niesreiz
- Rötung, Tränen und Jucken der Augen (Bindehautentzündung)

- Anschwellen der Nasenschleimhäute, laufende Nase (Fließschnupfen)
- Bronchitis, selten Husten bis hin zu Asthma
- eventuell Nesselsucht und Verschlimmerung einer vorliegenden Neurodermitis

Was tun bei einer Tierhaarallergie?

- Wenn es nicht Ihr eigenes Tier ist, das bei Ihnen eine allergische Reaktion auslöst, versuchen Sie, den Kontakt so weit wie möglich zu vermeiden.
- Verzichten Sie auf Besuche im Zoo oder Zirkus.
- Wenn Sie gerne wandern: Auf Berghütten gibt es teilweise noch alte Matratzen aus Rosshaar. Erkundigen Sie sich vorab bei der Hütte, aus welchem Material die Matratzen und Decken sind.
- In seltenen Fällen können auch Kamelhaardecken oder Angorapullover allergieauslösend sein.
- Wenn es Ihr eigenes Tier ist, gegen das Sie allergisch sind, können folgende Tipps Linderung bringen:
  - das Tier einmal die Woche baden
  - das Schlafzimmer absolut tierfrei halten
  - die Wohnung täglich mit einem Staubsauger reinigen, der einen Mikrofilter aufweist
  - die Reinigung von jemandem erledigen lassen, der nicht gegen Tiere allergisch ist
- Zur Linderung der Beschwerden gibt es in Apotheken verschiedene rezeptfreie Medikamente wie Nasensprays, Augentropfen und Allergietabletten. Testen Sie, was davon für Sie hilfreich ist. Bei Tierhaarallergien kann gegebenenfalls eine Hyposensibilisierung (siehe Seite 138) helfen.

Nahrungsmittelallergie

Nahrungsmittelallergien treten bei vier bis acht Prozent der Kinder und zwei bis vier Prozent der Erwachsenen auf. Oft bleiben sie lange unerkannt, und zwischen den ersten meist unspezifischen Symptomen und der Diagnose liegt eine lange Leidenszeit. Auftreten kann die Allergie sofort nach dem Genuss des speziellen Lebensmittels oder auch erst 72 Stunden danach.

Wie bei Pollen- und weiteren Allergien des Typs I reagiert das Immunsystem auf eigentlich harmlose Bestandteile in Nahrungsmitteln. Die genauen Ursachen dafür sind unbekannt, genetische und Umweltfaktoren spielen jedoch eine Rolle, auch Essgewohnheiten, Zubereitungsformen der Lebensmittel bis hin zum Alter der betroffenen Person werden mitverantwortlich gemacht.

In der Regel lösen die meisten Nahrungsmittel erst bei einer Menge von rund 20 Gramm eine allergische Reaktion aus. Eine Ausnahme stellt die Erdnuss dar: Von ihr reichen Mikrogrammmengen für einen lebensbedrohlichen Schock. Man vermutet, dass bereits flüchtige Substanzen wie der Geruch der Erdnuss Allergenpotenzial haben.

In der Regel lösen die meisten Nahrungsmittel erst bei einer Menge von rund 20 Gramm eine allergische Reaktion aus.

Assistenzhunde bei Erdnussallergie

Assistenzhunde oder Allergiewarnhunde können z. B. Erdnüsse erschnüffeln. Ihre Ausbildung kostet etwa 3.000 Euro. Dafür bekommt man einen hilfreichen Weggefährten, der nicht nur vor dem speziellen Allergen schützt, sondern auch andere Probleme einer Person mit Allergie erkennt. Der ausgebildete Hund warnt davor und holt im Ernstfall die Tasche mit den Notfallmedikamenten. Wenn ein Hund für Sie infrage kommt, informieren Sie sich unter www.assistenzhunde-zentrum.de.

Erfreulicherweise verschwinden Allergien bei Säuglingen und Kleinkindern oft wieder, wenn die Kinder älter werden. Erwachsene dagegen leiden häufig unter Kreuzallergien: Wer eine Pollenallergie hat, verträgt möglicherweise auch bestimmte Nahrungsmittel, z. B. gewisse Obst- oder Gemüsearten, nicht.

Jedes Nahrungsmittel kann ein mögliches Allergen sein – vom Bioapfel bis zu den Zutaten eines Fertiggerichts. Folgende 14 Lebensmittel sind die häufigsten Auslöser einer Lebensmittelallergie und müssen in der Zutatenliste gekennzeichnet werden:

- glutenhaltiges Getreide
- Milch und Laktose (Milchzucker), Hühnereier
- Schalen- bzw. Baumfrüchte, von einer harten, meist holzigen Schale umgeben, z. B. Mandeln, Para-, Pecan-, Macadamia-, Hasel- und Walnüsse sowie Pistazien
- Erdnüsse, Soja, Sesamsamen
- Fisch, Krebstiere, Weichtiere (Schnecken, Muscheln, Tintenfische)
- Lupinen, Sellerie, Senf
- Schwefeldioxid und Sulfite

Wie erkennt man eine Nahrungsmittelallergie?

Alle Nahrungsmittelallergien und -unverträglichkeiten haben folgende Gemeinsamkeiten: Die Beschwerden kommen immer wieder und sind auf einen ganz bestimmten Inhaltsstoff im Lebensmittel zurückzuführen. Wichtig: Haben Sie nur manchmal Beschwerden, ein anderes Mal jedoch nicht, liegt weder eine Nahrungsmittelallergie noch eine nicht-allergische Nahrungsmittelunverträglichkeit vor!

Zu den Symptomen einer Nahrungsmittelallergie zählen:

- Juckreiz
- Schwellungen im Mund

- Hautausschläge
- Kribbeln und Kratzen im Hals- und Rachenraum, Heiserkeit, Husten oder Atemnot
- Schnupfen mit Niesreiz, Niesattacken, Fließschnupfen
- Quaddeln (Nesselsucht)
- Blähungen, Durchfall
- allergisches Asthma
- Kreislaufbeschwerden bis zu Herzrasen und Ohnmacht

Bevor Sie mit einer sinnvollen Behandlung beginnen können, müssen zunächst die genauen Ursachen für die Allergie herausgefunden werden, denn hier muss zwischen zwei Formen unterschieden werden:

Wichtig ist, dass Sie die genaue Ursache für die Allergie herausfinden.

- Bei der IgE-vermittelten Nahrungsmittelallergie reagiert das Immunsystem mit der Bildung von Antikörpern der Klasse E (Immunglobulin E, IgE) auf ganz bestimmte Eiweiße in der Nahrung. Bei einem weiteren Kontakt kommt es dann zur allergischen Reaktion.
- Bei den nicht-IgE-vermittelten Nahrungsmittelallergien werden keine Antikörper der Klasse E (Immunglobulin E, IgE) gebildet.

Was tun bei einer Nahrungsmittelallergie?

Das Allergen herausfinden

Weil die Diagnose einer Nahrungsmittelallergie durch Haut- und Labortests schwierig ist, ist Ihre Mithilfe beim Aufspüren des Allergens gefragt. Beginnen Sie ein Ernährungstagebuch oder nehmen Sie die Hilfe einer Ernährungsberaterin in Anspruch. Manche Krankenkassen bieten einen solchen Service an, zögern Sie also nicht, dort nachzufragen. Auf das Gespräch mit Arzt oder Ärztin können Sie sich vorbereiten, indem Sie sich bereits vorher folgende Fragen beantworten:

Haben Sie andere bekannte allergische Erkrankungen?

- Liegen allergische Erkrankungen bei Eltern, Geschwistern und Kindern vor?
- Welche Medikamente nehmen Sie ein?
- Liegen eventuell andere Erkrankungen vor?
- Haben Sie Anzeichen psychischer Belastung?
- Wann treten die Symptome auf? Wo treten die Symptome auf?
- Wodurch werden sie verursacht? Wie lange halten sie an? Wie oft kommen sie vor?
- Spielen körperliche Belastung (Sport, Anstrengung etc.), Schlafentzug, Medikamente, Alkohol, akute Krankheiten, allergische Beschwerden während der Pollensaison oder Fieber eine Rolle oder verstärken sie die Symptome?
- Haben Sie bisher schon etwas unternommen, um die Beschwerden zu lindern, verzichten Sie z. B. bereits auf bestimmte Nahrungsmittel?

Lebensmittelallergien können sich auch wieder zurückentwickeln.

Die gute Nachricht: Lebensmittelallergien können sich auch wieder zurückentwickeln. Daher ist es ratsam, alle zwei bis drei Jahre einen neuen Allergietest beim Arzt durchführen zu lassen.

Die Ernährung umstellen

- Dass man Auslöser meidet, versteht sich von selbst – das beginnt bereits beim Einkauf: Studieren Sie die Zutatenliste genau.
- Bei Nahrungsmittelallergien kann eventuell eine Basisdiät helfen, die Sie drei bis fünf Tage durchführen. In diesem Rahmen isst man am ersten Tag nur Reis, Kartoffeln, Wasser und Salz. In den Folgetagen fügen Sie immer neue Lebensmittel zum Speiseplan hinzu („Suchdiät“). Währenddessen achten Sie auf Allergiesymptome, um mögliche Auslöser zu identifizieren.

- Spezialfall Äpfel: Bestimmte Eiweißstoffe im rohen Apfel gehören zu den häufigsten Auslösern für eine Nahrungsmittelallergie. Eine Schlüsselrolle spielen dabei sekundäre Pflanzenstoffe in Form der Polyphenole. Sie kommen in den Früchten als Farb- oder Geschmacksstoffe vor. Sind sie enthalten, verliert der Apfel seine Allergenität. Diese Stoffe findet man reichlich in den alten, säuerlichen Apfelsorten wie Berlepsch, Goldparmäne oder Boskop. In neueren Züchtungen wie Granny Smith, Golden Delicious, Jonagold oder Pink Lady dagegen sind kaum mehr Polyphenole enthalten, dementsprechend lösen sie eher Allergien aus.
- Hilfreich können spezielle Allergiekochbücher sein.
- Erhitzt man eine möglicherweise allergenhaltige Nahrung, verbessert dies oft ihre Verträglichkeit.
- Machen Sie sich vor dem Urlaub mit der Allergenkennzeichnung des Reiselandes vertraut.

Wenn das Allergen identifiziert ist, kann eine Hyposensibilisierung helfen (siehe Seite 138).

Anstelle der Hyposensibilisierung gibt es noch eine andere Methode: Allergenbeschichtete Pflaster auf der Haut, die täglich erneuert werden. Die Allergendosis erhöht man, indem das Pflaster nach und nach länger auf der Haut belassen wird. Diese sogenannte „epikutane Immuntherapie“, abgekürzt EPIT, wird derzeit bei Menschen mit einer Erdnussallergie erforscht. Positive Ergebnisse dafür konnte man bislang für ein- bis dreijährige Kleinkinder erzielen. Erkundigen Sie sich nach dem Verfahren in Ihrer Arztpraxis.

Mehr zu Lebensmittelallergien

Lebensmittelallergien sind ein Thema für sich. Wenn Sie mehr darüber wissen wollen, finden Sie fundierte Informationen beim Allergieinformationsdienst des Helmholtz Zentrum München: www.allergieinformationsdienst.de/krankheitsbilder/nahrungsmittelallergie. Der Deutsche Allergie- und Asthmabund (DAAB) verfügt über ein Netzwerk aus gut fortgebildeten Ernährungsfachkräften, nach denen Sie unter www.allergie-wegweiser.de in Ihrer Nähe suchen können.

Neurodermitis

Neurodermitis ist eine chronische Hauterkrankung mit Entzündungen und Juckreiz. Etwa 3,5 Prozent der Bevölkerung ist davon betroffen, bei Kindern sind es über 13 Prozent. Bei der allergischen Form (ca. 30 bis 40 Prozent der Betroffenen) nennt man sie auch atopische Dermatitis oder atopisches Ekzem. Bei vielen Betroffenen tritt Neurodermitis bereits im Säuglingsalter auf, bessert sich aber später im Kindes- und Erwachsenenalter.

Neurodermitis wird von zahlreichen Faktoren begünstigt, Vererbung und Umwelteinflüsse spielen mit hinein.

Neurodermitis wird von zahlreichen Faktoren begünstigt, auch Vererbung und Umwelteinflüsse spielen mit hinein. Wenn die Neurodermitis allergischer Natur ist, kann sie durch den Kontakt mit einem oder mehreren Allergenen, etwa Hausstaubmilben, Pollen oder auch Lebensmitteln wie Milch, Eier, Nüsse oder Fisch ausgelöst werden. Dazu kommt, dass Betroffene gleichzeitig auch an allergischem Asthma, Heuschnupfen oder einer allergisch bedingten Bindehautentzündung leiden können.

Man hat auch einen Zusammenhang zwischen Pollenallergenen und Neurodermitisschüben herausgefunden: Wer auf Pollen empfindlich reagiert, die vor allem im Sommer fliegen, kann dadurch einen Schub bekommen. Manche Menschen weisen auch eine erhöhte UV-Empfindlichkeit auf: Bei entsprechender Sonnenstrahlung kommt es zu einer Verschlechterung der Krankheit.

Wie erkennt man eine Neurodermitis?

Menschen mit Neurodermitis leiden unter einer gestörten Hautbarriere, weil die Produktion eines bestimmten Eiweißstoffes gehemmt ist. Dadurch kann die Haut nur schwer Feuchtigkeit speichern, und auch der Schutz vor äußeren Reizstoffen ist unvollständig. Die Haut trocknet aus, der obere Teil der Haut ist rau, rissig und teilweise entzündet, sodass sie ihre Schutzfunktion nicht mehr ausreichend erfüllen kann und Reizstoffe, allergieauslösende Stoffe und Keime in die Haut eindringen können.

Wenn eine Neurodermitis vorliegt, ist die Haut meist sehr trocken, und es treten entzündliche Veränderungen mit Rötung, Überwärmung und offenen Hautstellen auf. Vor allem in der kalten Jahreszeit können sich die Symptome verstärken, denn die trockene Raumluft in beheizten Innenräumen erhöht die Konzentration an Innenraumallergenen. In wärmeren Phasen bzw. im Sommer hingegen können Hitze und Schwitzen den Juckreiz verstärken und die Haut reizen; stärkere Ausschläge sind die Folge, und schmerzhafte Entzündungen können folgen.

Was tun bei Neurodermitis?

Hautpflege

Die Hautpflege ist unabhängig von der Jahreszeit und richtet sich nach den Symptomen.

Die Hautpflege ist unabhängig von der Jahreszeit, sondern richtet sich nach den Symptomen. Es gilt jedoch: Je wärmer die Temperatur, desto geringer sollte der Fettgehalt des Hautpflegemittels sein. Lotionen, Cremes und Salben sind Gemische aus Wasser und Öl und einem Emulgator, der die Mischung beider Stoffe erst ermöglicht. Lotionen enthalten den größten Wasseranteil, dann folgen Cremes und zuletzt Salben, die sehr fettreich sind.

- Bei vermehrtem Schwitzen eignet sich eine Lotion besser, da eine fetthaltigere Creme die Poren mehr verschließt.
- Haben Sie stark entzündete und offene, teils aufgekratzte Hautstellen, vertragen Sie dagegen eine Creme besser als eine stark fettende Salbe.
- Bei sehr starken Beschwerden können Sie sich in der Hautarztpraxis auch Cremes oder Salben mit antientzündlichen Wirkstoffen verschreiben lassen. Kurzzeitig angewandtes Cortison kann eine große Hilfe sein.
- Eine Alternative zu Cortison sind Cremes mit Calcineurin-Inhibitoren. Dabei handelt es sich um Substanzen, die das Immunsystem beeinflussen. Ihr Arzt oder Ihre Ärztin wird Sie zu dem geeigneten Mittel beraten.
- Kühlende Kompressen oder feuchte Umschläge können ebenfalls helfen. Verwenden Sie weiche Baumwolltücher, die Sie mit kaltem Wasser befeuchten und vorsichtig auf die betroffenen Stellen legen, um den Juckreiz zumindest vorübergehend zu lindern.
- Nutzen Sie besser keine Produkte in Tiegeln oder Plastiktuben, sondern Airless-Dispenser, Behältnisse, die bei der Anwendung ein Vakuum entstehen lassen und dadurch die Luft und ihre Keime ausschließen.

- Luftige, wärmeangepasste Kleidung empfiehlt sich, um Hautreizungen durch die vermehrte Schweißneigung zu verhindern oder zumindest zu reduzieren. Am besten ist lockere, atmungsaktive Kleidung aus Baumwolle, Seide oder anderen natürlichen Stoffen. Sie kühlen und reizen die Haut nicht noch zusätzlich. Es gibt auch spezielle Kleidung mit eingebautem Lichtschutzfaktor.

Ernährung und Trinken

- Eine Ernährung, die reich an Gemüse und Obst ist, liefert wichtige Vitamine, Mineralien und Antioxidantien, die bei der Erholung der Hautzellen helfen und sogar Hautausschläge und Irritationen verhindern können.
- Auch Omega-3-Fettsäuren sind im Fall von Neurodermitis wichtig. Sie sind ausreichend in Fisch sowie in Leinsamen, Walnüssen und Chiasamen enthalten und wirken entzündungshemmend.
- Trinken Sie genug, um die Haut feucht zu halten und die Entstehung einer gesunden Hautbarriere zu unterstützen. Verwenden Sie ungesüßte Getränke wie Wasser, Früchte- oder Kräutertee, Ingwerwasser und im Sommer vor allem den kühlenden Minztee.

Pflanzliche Heilmittel

- Es gibt mehrere pflanzliche Präparate zum Auftragen auf die Haut, z. B. mit Bittersüßstängel (Dulcamarae stipites), Borretschsamenöl (Oleum boraginis semen) und Eichenrinde (Quercus cortex) für ein Vollbad. Johanniskraut (Hyperici herba) ist als Creme mit Johanniskrautextrakt erhältlich, das Sie ein- bis mehrmals täglich auf Hautpartien auftragen, die eine intensive Pflege benötigen. Eine entzündungshemmende Wirkung ist nachgewiesen.

- Auch Kamillenblüten (Matricariae flos) und Nachtkerzenöl (Oleum oenotherae) helfen.
- Für Umschläge und Spülungen eignen sich virginische Zauberstrauchblätter/-rinde (Hamamelidis folium et cortex).
- Bei besonders trockener Neurodermitishaut hilft Sanddornöl (Oleum hippophae rhamnoides). Dafür verwendet man 10- oder 20-prozentige Sanddornölcreme auf der Cremegrundlage mit Bienenwachs, Glycerin und Paraffin.
- Auch eine Zusammensetzung von Sanddornöl mit 20-prozentigem fettem Johanniskrautöl und 10 Tropfen Lavendelöl/100 g hat sich bei sehr trockener Haut bewährt.

Insektengiftallergie

Knapp drei Prozent der Deutschen reagieren allergisch auf Insektenstiche. Wird man von einer Biene oder Wespe gestochen, ist das nicht nur schmerzhaft, sondern bewirkt eine Rötung der Einstichstelle – eine normale Abwehrreaktion des Körpers auf den Stich, die nach einigen Tagen wieder verschwindet. Anders jedoch, wenn man allergisch gegen das Insektengift ist. Dann schwillt die Einstichstelle nach wenigen Sekunden stark an, es kommt zur Atemnot, möglicherweise auch Ausschlägen am ganzen Körper bis hin zum lebensbedrohlichen Kreislaufzusammenbruch.

Wenn Sie von dieser Allergieform bei sich wissen, sollten Sie ein Erste-Hilfe-Set dabeihaben (siehe Seite 28). In jedem Fall sollten Sie so bald wie möglich eine Arztpraxis aufsuchen, um das Risiko eines anaphylaktischen Schocks zu vermeiden.

Bienen sind weniger aggressiv als Wespen, sie stechen nur zu, wenn sie sich bedroht fühlen. Ihr Stich kann jedoch gefährlicher als der einer Wespe sein, denn im Unterschied zu Wespen bleibt ihr Stachel stecken. Obwohl eine Biene nur 0,1 ml Gift spritzt, reicht das bei manchen Menschen für starke Symptome.

Wespengift ist harmloser als Bienengift. Ist man nicht allergisch, sind die Folgen eines Stichs „nur" eine örtliche Schwellung und Schmerzen an der Einstichstelle. Hat die Schwellung an der Einstichstelle jedoch einen größeren Durchmesser als 10 cm und hält länger als einen Tag an, liegt vermutlich eine Allergie gegen Wespen vor.

Da diese Insekten jedoch gerne „Kostgänger" sind und von unseren Speisen – vor allem Fleisch und Süßem – angelockt werden, kann es passieren, dass man sie versehentlich verschluckt. Dann können sie in den Rachen oder Mund stechen, und dies kann ganz schnell lebensgefährlich werden, insbesondere wenn es zu starken Schwellungen im Bereich der Atemwege kommt.

Mückenstiche sind in der Regel harmlos. Meist wird die Einstichstelle nur etwas rot oder es bilden sich sofort Quaddeln; der lästige starke Juckreiz benötigt oft einige Tage zum Abheilen. Danach kann eine gerötete oder eine kleine vernarbte Verhärtung (Histiozytom) entstehen.

Wie erkennt man eine Insektengiftallergie?

Vorsicht ist angebracht, wenn folgende Symptome zu sehen sind:

- juckende Quaddeln am ganzen Körper
- eine massiv gerötete Hautstelle
- Schwellungen an der Einstichstelle sowie am Hals und im Gesicht
- Übelkeit bis hin zum Erbrechen
- Fieber und Atemnot. Dann besser sofort den Notarzt holen!

Was tun bei einer Insektengiftallergie?

- Wenn ein Stechinsekt in Ihre Nähe kommt, versuchen Sie Ruhe zu bewahren und nicht danach zu schlagen. Vermeiden Sie hastige Bewegungen.
- Meiden Sie weite Kleidung in grellen Farben sowie verlockende Gerüche (z. B. Parfüm, Haarspray, Sonnencreme).
- Tragen Sie Schuhe, wenn Sie auf einer Wiese oder am Strand spazieren gehen.
- Trinken Sie im Freien nicht aus Flaschen – es könnte sich eine Biene oder Wespe hineinverirrt haben.
- Suchen Sie nach einem Stich unbedingt sofort in Begleitung medizinische Hilfe auf.
- Führen Sie immer – wirklich immer! – die Notfallmedikamente (Antihistaminika und Kortison) sowie Ihren Allergiepass mit! Ihr Arzt oder Ihre Ärztin sollte informiert sein, wenn Sie bei einer besonders heftigen Reaktion möglicherweise zusätzlich Adrenalininjektionen benötigen.
- Es dauert einige Zeit, genauer sechs bis acht Wochen nach einem Stich, bis Ihr Allergologe einen Allergietest durchführen kann, um festzustellen, ob Sie allergisch auf die stechenden Sechsbeiner reagieren.
- Arnikablüten, Ballonrebenkraut, Gewürznelkenöl wirken

bei Insektenstichen entzündungshemmend, juckreizlindernd, abschwellend und keimhemmend. Am stärksten hilft das Gewürznelkenöl (Caryophylli aetheroleum). Man kann es als ätherisches Öl unverdünnt oder als zehnprozentige alkoholische Lösung verwenden. Damit mehrmals täglich einreiben.

Berufsbedingte Allergien

Circa 15 Prozent aller Asthmaerkrankungen bei Erwachsenen werden mit der Berufsausübung in Zusammenhang gebracht. Das Ausmaß, in dem jemand den sensibilisierenden Arbeitsstoffen ausgesetzt ist, entscheidet über die Schwere der Allergie.

Auslöser können die unterschiedlichsten Allergene am Arbeitsplatz sein: Dafür sind 400 Stoffgruppen bekannt. Die häufigsten Auslöser einer berufsbezogenen Atemwegserkrankung sind organische Stäube, also Mehl, Mehlprodukte, Teige und Backwaren, die das sogenannte Bäckerasthma auslösen. Es folgen Nutz- und Labortierstäube, Futtermittelstäube und Stäube, die Enzyme wie etwa in Waschmitteln enthalten, und Holzstäube. Daneben sind auch folgende Ursachen einer allergischen Atemwegserkrankung bekannt:

Das Bäckerasthma ist eine Berufskrankheit.

- Isocyanat, ein Grundstoff für z. B. Wärmedämmungen (Bauberufe)
- Säureanhydride für die Herstellung von Plastik, Klebstoffen oder Silikonimplantaten (Kunststoff- und Metallverarbeitung)

- Metalle (Metallverarbeitung)
- Schimmelpilze und -sporen (Landwirtschaft, Tierhaltung)
- Dämpfe von Wasch-, Bleich- und Fixiermitteln (Friseurhandwerk, Reinigungsbranche)
- Desinfektionsmittel und Arzneistoffe (Gesundheits- und Medizinberufe)

Häufiger als allergenes Asthma sind berufsbedingte Hauterkrankungen. Oft handelt es sich dabei um Kontaktallergien, die z. B. Drucker (Gummi arabicum), Friseure (z. B. Haarfarben), Gärtner (z. B. Schimmelpilze oder Pollen, Pestizide), Imker (Bienengift), Maler (z. B. Lösungsmittel), Textilarbeiter (z. B. Farbstoffe, Pestizide, Metalle), Pflegepersonal (z. B. Latex, Desinfektionsmittel) oder Landwirte (Pestizide) betreffen.

Wie erkennt man eine berufsbedingte Allergie?

Oft werden milde Verlaufsformen und frühe Anzeichen nicht erkannt und auch nicht gemeldet, obwohl alle versicherten Beschäftigten dazu berechtigt sind – Arbeitgeber, Ärzte und Krankenkassen müssen diese sogar melden. Das ist durchaus sinnvoll, denn wenn die Allergie rechtzeitig erkannt und behandelt wird, können schlimmere Folgen meist verhindert werden. Oft kann man die Belastungen am Arbeitsplatz auch reduzieren. Das erspart den Arbeitnehmern nicht nur Schmerzen, sondern dem Arbeitgeber auch viele Kosten für Rehamaßnahmen und Arbeitsausfälle. Es gibt folgende Hinweise auf eine berufsbezogene Allergie:

- Am Wochenende und im Urlaub hat man keine Symptome, nach dem Urlaub kommen sie wieder.
- Eine Behandlung bringt allenfalls kurzfristige Erfolge.
- Folgende Symptome können auftreten: Nesselsucht, Juck- und Niesreiz, Schnupfen, Husten, allergisches Asthma, Magen-Darm-Beschwerden, Kopfschmerzen bis

hin zu Migräne, Konzentrationsschwierigkeiten, Gelenkbeschwerden.

Was tun bei einer berufsbedingten Allergie?

- Lassen Sie von Ihrer Ärztin oder Ihrem Arzt feststellen, um welche Allergie es sich handelt, damit sich die Probleme nicht verschlimmern. Das heißt: Ein Allergietest ist sinnvoll. Oft allerdings kann man berufsbedingte Allergien leider nur durch einen Berufswechsel loswerden.
- Sprechen Sie mit Ihrem Vorgesetzten, ob Sie problematische Arbeitsstoffe ersetzen können. Dazu gehören auch Reinigungsmittel. Gummihandschuhe zu tragen, kann ebenfalls helfen.
- Atemmasken sind oft beschwerlich, sie helfen jedoch, wenn Sie mit Dämpfen, Lösungsmitteln oder Ähnlichem arbeiten.
- Säubern Sie Haut und Arbeitskleidung regelmäßig.
- Leichte Symptome können Sie mit rezeptfreien Arzneimitteln aus der Apotheke abstellen, z. B. Nasensprays, Augentropfen oder Allergietabletten.
- Vielleicht hilft auch eine Hyposensibilisierung.

Lassen Sie von Ihrer Ärztin feststellen, um welche Allergie es sich handelt, damit sich die Probleme nicht verschlimmern.

Das Allergierisiko im Beruf rechtzeitig einschätzen

Mit dem Allergierisiko-Rechner (www.lmu-klinikum.de) können junge Menschen beurteilen, ob sie gefährdet sind, generell eine Allergie zu entwickeln. Das ist vor allem bei der Berufswahl ein Kriterium, auch wenn später nur ein Viertel aller Jugendlichen mit Risikofaktoren wirklich eine allergische Erkrankung im gewählten Beruf erleidet. In den ersten zwei oder drei Berufsjahren sollten sie sich mindestens einmal jährlich untersuchen lassen, um beim Auftreten erster Anzeichen von allergischen Problemen sofort Maßnahmen einleiten zu können. Dies gehört zur arbeitsmedizinischen Vorsorge, wird vom Arbeitgeber ▶▶

angeboten oder verpflichtend veranlasst und meist von Betriebsärztinnen oder -ärzten durchgeführt.
Ein Beispiel: 2015 wurden fast 24.000 Verdachtsfälle für eine berufsbezogene Hauterkrankung in der Reinigungsbranche angezeigt. Zur Prävention gab es einen Hautschutzplan, den der Allergieinformationsdienst des Helmholtz Zentrums München (siehe Anhang) bereitstellt. Durch derartige frühe Präventionsmaßnahmen kann in fast allen Fällen das Entstehen einer schweren Hauterkrankung verhindert werden.

Medikamentenallergie

Reagiert man empfindlich auf ein Medikament, handelt es sich meist um eine Unverträglichkeitsreaktion und nicht um eine Allergie.

Reagiert man empfindlich auf ein Medikament, handelt es sich in zwei Dritteln der Fälle um eine Unverträglichkeitsreaktion und nicht um eine Allergie. Dennoch kann jedes Medikament alle Formen von allergischen Reaktionen auslösen. Das heißt, von einer Hautrötung bis hin zum lebensbedrohlichen anaphylaktischen Schock ist alles möglich. Das ist selbstverständlich besonders unangenehm, wenn die Pille eigentlich gegen eine Allergie helfen und nicht selbst eine allergische Reaktion hervorrufen sollte.

In der Regel handelt es sich um bekannte „normale“ Nebenwirkungen eines Medikaments. Oft ist es nicht einmal das Medikament selbst, das so unangenehm wirkt, sondern ein verwendeter Zusatzstoff. Auf alle Fälle sollten Sie die „Nebenwirkung“ ärztlich abklären lassen und das Medikament nicht eigenständig absetzen, um die Heilungsmöglichkeit nicht zu reduzieren. Außerdem gibt es noch die Möglichkeit, eine tatsächliche Immunreaktion mittels „spezifischer Immuntherapie“ zu behandeln.

Es gibt durchaus Medikamente, die dafür bekannt sind, Überempfindlichkeitsreaktionen auszulösen. Das sind vor allem:

- Antibiotika
- Schmerzmittel, z. B. Ibuprofen, Paracetamol und Aspirin
- krampflösende Mittel wie Carbamazepin, Phenytoin und Valproat
- Kontrastmittel, die bei Röntgen-, CT- und MRT-Aufnahmen eingesetzt werden
- Auch Insuline, Narkosemittel, Desinfektionsmittel, Immunglobuline, Antithrombosemittel, Herz-Kreislauf-Arzneien, Gichtmedikamente und sogar einfache Pflaster können in Ausnahmefällen Überempfindlichkeitsreaktionen hervorrufen.

Wie erkennt man eine Medikamentenallergie?

Bei einer Medikamentenallergie können folgende Symptome auftreten:

- Hautjucken und Hautrötungen
- nesselsuchtartige Ausschläge
- Schwellungen der Haut

Vorsicht ist geboten, wenn Sie folgende Probleme beobachten:

- die Zunge schwillt an, Schluckprobleme, Heiserkeit, das Gefühl, einen „Kloß im Hals“ zu haben
- Ausschläge, schlimmstenfalls großflächig
- Magen-Darm-Probleme
- Schwindel und Schwächegefühl

Dann sollte man das Handy griffbereit haben, um den Rettungsdienst rufen zu können.

Wie behandelt man eine Medikamentenallergie?

Das Helmholtz Zentrum München rät zu folgenden Maßnahmen: Am besten ist es selbstverständlich, das Arzneimittel so schnell wie möglich abzusetzen. Aber ähnliche Medikamente können ebenfalls eine Allergie auslösen. Hinzu kommt, dass man manche Arzneimittel nicht absetzen kann. Das betrifft zum Beispiel das für die Diabetesbehandlung erforderliche Insulin. Dann helfen möglicherweise folgende Maßnahmen:

- Ein alternatives Arzneimittel wird auf Verträglichkeit getestet. Bei Diabetes handelt es sich dann zum Beispiel um einen anderen Insulinstoff.
- Man nimmt vorbeugend Cortison oder Antihistaminika ein, um die allergische Reaktion abzumildern.
- Hilfreich ist auch hier eine Hyposensibilisierung (Seite 138).

Latexallergie

Man geht davon aus, dass zwei, nach anderen Angaben bis zu sechs Prozent der Menschen, die in medizinischen Berufen arbeiten, von einer Latexallergie betroffen sind.

In den 1990er-Jahren waren meist gepuderte Latexhandschuhe die Auslöser für eine Latexallergie: Mit dem Hautschweiß konnten sich die wasserlöslichen Latexallergene an den Puder binden und wurden beim An- und Ausziehen der Handschuhe in der Luft verteilt und eingeatmet. Die Eiweißbestandteile des Naturlatex können über die

Atemwege und die Schleimhäute das Immunsystem aktivieren.

Durch etliche Maßnahmen, unter anderem das Verbot, Latexhandschuhe zu pudern, und die Verpflichtung von Arbeitgebern, Naturlatexhandschuhe gegen allergenarme oder latexfreie Produkte auszutauschen, sank die Häufigkeit dieser Allergieform zumindest in den medizinischen Berufen stark.

Durch etliche Maßnahmen sank die Häufigkeit einer Latexallergie zumindest in den medizinischen Berufen stark.

Aber auch Autowerkstätten, Reifenlager oder Fahrradläden sind bei einer Latexallergie riskant. Außerdem können Alltagsgegenstände wie Luftballons, Gummibänder, Pflaster, Klebstoffe, Turn- oder Automatten sowie Kondome daraus gefertigt sein.

Wie erkennt man eine Latexallergie?

Die Latexallergie kann in zwei Formen auftreten:

- Soforttyp-Allergie: Die Betroffenen sensibilisieren sich bereits durch den Erstkontakt mit dem Allergen. Trifft man erneut darauf, tritt die allergische Abwehrreaktion binnen Minuten ein. Dann sind oft die Atemwege betroffen (Husten), seltener die Haut. Es entstehen dann juckende Quaddeln, die sogenannte Nesselsucht oder Urtikaria (siehe Seite 143). Es kann auch zu einer Lippenschwellung kommen, wenn man z. B. einen Luftballon aufbläst. Ein allergischer Schnupfen oder tränende Augen sind ebenfalls möglich. Diese Symptome treten direkt bis spätestens eine Stunde nach dem Kontakt mit einem latexhaltigen Gegenstand auf. Auch Blutdruckabfall, Kreislaufprobleme bis hin zum lebensgefährlichen anaphylaktischen Schock sind möglich.
- Spättyp- oder Kontaktallergie: Hier lösen Zusatzstoffe, die dem Naturlatex im Herstellungsprozess untergemischt werden, die Allergie aus. Sie erkennt man an

Hautausschlägen bzw. Ekzemen, die erst viele Stunden oder auch Tage nach dem Kontakt auftreten. Typische Erkennungszeichen sind Hautrötung, Bildung von Blasen oder Hautknötchen (Papel) und Juckreiz. Geschieht dies öfter, wird das Ekzem chronisch. Dann verdickt sich die Haut, schuppt, wird trocken und rissig.

Was tun bei einer Latexallergie?

- Um eine Latexallergie zu vermeiden, ist es wichtig, auf ungepuderte, allergenarme oder latexfreie Handschuhe umzustellen. Synthetischer Kautschuk etwa enthält keine Eiweiße. Dadurch gibt es kaum noch Allergien, sieht man einmal von seltenen Hautausschlägen ab. Leider sind die künstlich hergestellten Produkte dem natürlichen Latex an Qualität, Haltbarkeit und den verwendeten Chemikalien unterlegen.
- Ein natürlicher Ersatzstoff für Latex ist Yulex, ein Auszug aus dem südamerikanischen Guayule-Strauch. Er enthält kaum Eiweiß und damit ein sehr niedriges allergenes Potenzial. Yulex setzt sich bei uns nur schwer durch, in den USA hingegen gibt es Handschuhe als Medizinprodukte, Matratzen und Kissen sowie Surf- und Taucheranzüge aus Yulex zu kaufen.
- Hatten Sie bereits einmal eine Allergie gegen Naturlatex, sollten Sie einen Allergiepass bei sich führen, in dem Ihre sämtlichen Allergien aufgelistet sind. Auch ein spezielles Armband, das medizinische Helferinnen und Helfer im Notfall auf die Latexallergie hinweist, ist sinnvoll.
- Wichtig ist, dass Sie vor jeder ärztlichen oder zahnärztlichen Behandlung und im Krankenhaus das Personal über Ihre Latexallergie informieren. Bestehen Sie auf eine latexfreie Behandlung, da bei einer Operation das Allergen mit dem Blut direkt in Ihren Körper gelangt.

Dann sind lebensgefährliche Reaktionen noch während des Eingriffs zu befürchten.

Schimmelpilzallergie

Von einer Schimmelpilzallergie sind rund fünf Prozent der Deutschen betroffen.

Schimmelpilze sind Mikroorganismen, die überall dort wachsen, wo es feucht ist und sie genug Nährstoffe finden. Sie sind nicht wählerisch und befallen neben Lebensmitteln auch Papier, Tapeten, Erde oder Kleiderstoffe. Zu den bekanntesten Schimmelpilzen gehören Aspergillus, Cladosporium und Alternaria.

Auch Schimmelpilze „blühen", jedoch geben sie keine Pollen ab, sondern Pilzsporen. Man sieht sie nicht, sie sind jedoch fast überall gegenwärtig, z. B. in Klimaanlagen. Auch im Freien findet man sie nahezu überall. Bei Lebensmitteln trifft man sie am häufigsten in Obstsäften, Wein, Kohl, Tomaten, Äpfeln oder Käse an. Die Sporen gelangen über die Atemluft oder die Nahrung in den Körper und können Allergien auslösen.

Wie erkennt man eine Schimmelpilzallergie?

Die Diagnose einer Schimmelpilzallergie ist schwierig, da die Symptome oft nicht eindeutig sind.

Die Diagnose einer Schimmelpilzallergie ist schwierig, da die Symptome oft nicht eindeutig sind und zu unterschiedlichen Zeiten auftreten können. Sie ähneln denen anderer Allergien wie Heuschnupfen, Tierallergien oder auch einer Hausstaubmilbenallergie, z. B. Niesreiz, Schnupfen, Husten oder verstopfte Nase. Damit nicht genug: Es können auch Nesselsucht, Asthma oder Migräne zusätzlich auftreten und sogar Verdauungsstörungen, wenn man sporenhaltige

Nahrung verzehrt. Und es gibt auch keine entlastende Saison: Sie sind ganzjährig unangenehm.

Was tun bei einer Schimmelpilzallergie?

- Wenn Sie von unklaren allergischen Beschwerden gequält werden, sollten Sie in der Wohnung nach Schimmelbefall suchen und diesen gegebenenfalls entfernen.
- Am wirksamsten wird man sie los, indem man ihnen die Nahrungsgrundlage entzieht. Sie mögen Frischluft nicht, dagegen lieben sie Luftbefeuchter und Blumenerde. Darin bildet sich durch das regelmäßig feuchte Klima leicht Schimmel, oft zu erkennen an weißen, grünlichen oder braunen Flecken oder Flaum.
- Auch abgestorbene Pflanzenteile in Laub, Kompost und Küchenabfällen können Schimmelsporen enthalten. Vermeiden Sie daher den Kontakt.
- Lüften Sie die Wohnung regelmäßig und gründlich, vor allem Feuchträume wie das Bad, und vermeiden Sie die Bildung von Kondenswasser.
- Entfernen Sie Luftbefeuchter und Hydrokulturen aus der Wohnung.
- Lassen Sie Feuchteschäden wie Stockflecken reparieren.
- Lagern Sie verderbliche Lebensmittel wie Obst und Gemüse im Kühlschrank.
- Lassen Sie den Abfalleimer nicht zu lange in der Wohnung stehen und entleeren Sie ihn regelmäßig.
- Apotheken haben in der Regel rezeptfreie Nasensprays, Augentropfen und Allergietabletten.
- Auch die Hyposensibilisierung kann helfen. Auf alle Fälle ist ein Allergietest ratsam.

Nesselsucht

Wenn Ihre Haut überempfindlich auf Lebensmittel, Wärme, Kälte, Licht, Reibung oder Druck reagiert, könnte eine Nesselsucht, auch Nesselfieber oder Urtikaria genannt, dahinterstecken. Auch Autoimmunerkrankungen oder Infekte im Hals-Nasen-Ohren-Bereich können eine Nesselsucht auslösen. Der Name kommt von dem lateinischen Begriff „urtica“ für Brennnessel, da die auftretenden Hautreaktionen ähnlich denjenigen beim Kontakt mit einer Brennnessel sind.

Wie erkennt man eine Nesselsucht?

Typisch ist ein roter Hautausschlag, der stark juckt und generell sehr unangenehm ist. Auch Quaddeln sind häufig, die als kleine, blassrosa bis rote Erhebungen auf der Haut zu sehen sind. Es kann jedoch auch vorkommen, dass sie größer werden und zu einer anderen Körperstelle wandern.

Was tun bei Nesselsucht?

- Tragen Sie weite, lockere Kleidung, um die Haut nicht einzuengen. So verhindern Sie, dass diese auf der Haut reibt und verringern so den Juckreiz.
- Mit einem Urtikaria-Tagebuch können Sie versuchen, die Auslöser herauszufinden und zu vermeiden.
- Für eine angemessene Behandlung ist die sichere Diagnose in einer Hautarztpraxis unerlässlich.
- Für diese Allergie gibt es rezeptfreie Medikamente in der Apotheke, z. B. Allergietabletten.
- Je nach Auslöser kann auch hier eine Hyposensibilisierung helfen.

Hilfreiche Adressen und Informationen

Deutschland

Helmholtz Zentrum München
Deutsches Forschungszentrum für Gesundheit und Umwelt (GmbH)
Allergieinformationsdienst
Ingolstädter Landstraße 1
85764 Neuherberg
www.allergieinformationsdienst.de
Das Helmholtz Zentrum München hat mit Unterstützung des Bundesministeriums für Gesundheit einen Allergieinformationsdienst aufgebaut. Er bietet aktuelle, wissenschaftlich geprüfte Informationen aus allen Bereichen der Allergieforschung in verständlich aufbereiteter Form an. Betroffene und Angehörige haben zudem die Möglichkeit, direkt in Kontakt mit den Forschenden zu kommen und individuelle Fragen an sie zu richten.
Das Helmholtz Zentrum München bietet in Kooperation mit dem Deutschen Zentrum für Lungenforschung (DZL) auch einen Lungeninformationsdienst an. Sie erreichen ihn über www.lungeninformationsdienst.de.

Deutscher Allergie- und Asthmabund e.V. (DAAB)
An der Eickesmühle 15–19
41238 Mönchengladbach
www.daab.de
Beim DAAB finden Sie Rat und Hilfe in Form von konkreten Tipps, die Sie direkt umsetzen können. Der DAAB hat auch ein Mitgliedermagazin, das aktuelle Artikel mit vielen Tipps für den Alltag gibt und Marktchecks überprüft,

in denen Produkte für Allergiker ausgelobt werden. Auch Informationen über neue Behandlungsmöglichkeiten finden Sie als DAAB-Mitglied regelmäßig im DAAB-Magazin „Allergie konkret".
Als Mitglied werden Sie beim DAAB gezielt zu Ihrem persönlichen Krankheitsbild beraten und können auf ein interdisziplinäres Team zurückgreifen. Sie erhalten Rat zu Allergien, Ernährung und Co.

Arbeitsgemeinschaft Allergiekrankes Kind (AAK e.V.)
Augustastraße 20
35745 Herborn
www.aak.de
Hier finden Sie Hilfen für Kinder mit Asthma, Ekzem oder Heuschnupfen.

Gesellschaft Pädiatrische Allergologie und Umweltmedizin e.V.
Rathausstraße 10
52072 Aachen
www.gpau.de
Dort können Sie Elternratgeber zu aktuellen Themen herunterladen.

Feinstaubbelastung: Umweltbundesamt
Wörlitzer Platz 1
06844 Dessau-Roßlau
www.umweltbundesamt.de
Aktuelle Luftwerte des Umweltbundesamts finden Sie unter www.umweltbundesamt.de/daten/luft/luftdaten/. Hier können Sie verfolgen, wie stark die Luft an Ihrem Wohnort mit Feinstaub belastet ist.

NAKOS
www.nakos.de
Wenn Sie eine Selbsthilfeorganisation in Ihrer Nähe suchen, hilft Ihnen NAKOS, die Nationale Kontakt- und Informationsstelle zur Anregung und Unterstützung von Selbsthilfegruppen.

Quacksalberei auf der Spur
www.quackwatch.org
Auf dieser Plattform erhalten Sie viele verlässliche Informationen zu unseriösen Angeboten. Begonnen 1996 von dem amerikanischen Psychiater und Hausarzt Dr. Stephen Barrett, hat sie sich zu einer gewaltigen Datenbank entwickelt. Sie finden dort eine sorgfältig recherchierte Dokumentensammlung zu ungeeigneten Diagnose- und Behandlungsmethoden in der gesamten Medizin – für Laien und Fachkreise.

Mein Allergie Portal
www.mein-allergie-portal.com
Auch hier gibt es Informationen für Menschen mit Allergien und Unverträglichkeiten.

Österreich

GeoSphere Austria
Bundesanstalt für Geologie, Geophysik, Klimatologie und Meteorologie
Hohe Warte 38
1190 Wien
Pollenflugvorhersage unter: www.zamg.ac.at/cms/de/wetter/produkte-und-services/gesundheitswetter/pollenvorhersage

Bundesministerium für Soziales, Gesundheit, Pflege und Konsumentenschutz (BMSGPK)
Stubenring 1
1010 Wien
www.gesundheit.gv.at/krankheiten/allergie.html

Schweiz

aha! Allergiezentrum Schweiz
Scheibenstrasse 20
3014 Bern
www.pollenundallergie.ch/home

Quellen

AcuMedic: Chinesische medizinische Sicht. London, 9/24; https://clinic-acumedic-com.translate.goog/can-we-help/condition/hay-fever/_x_tr_sl=en&_x_tr_tl=de&_x_tr_hl=de&_x_tr_pto=rq

AOK-Bundesverband eGbR Berlin:

- Allergien vorbeugen, bevor sie entstehen – funktioniert das? 09/21, www.aok.de/pk/magazin/koerper-psyche/haut-und-allergie/allergien-vorbeugen/Haut & Allergie
- Welche schädlichen Folgen die Verbreitung von Neophyten haben kann. 09/23, www.aok.de/pk/magazin/koerper-psyche/haut-und-allergie/neophyten-in-deutschland-definition-und-gefahren/

Baier H: Allergikerversorgung – zwischen Glückstreffer und Odyssee. Ökotest 4/23, Öko-Test GmbH & Co KG, Frankfurt

Beckert H, Meyer-Martin, H, Korn, S, Reuter, S, Buhl, R: Anti-Typ2 Interleukin-Antikörper können spezifisch die Immunantwort im Zytokin-induzierten Asthma Mausmodell reduzieren. Pneumologie 2016, 70 – V340 DOI: 10.1055/s-0036-1572131

BR süd: Aktiv und gesund vom 29.7.24: Was hilft bei Allergien? Welche Therapie hilft am besten bei Allergien? Anti-Allergie-Medikamente wie zum Beispiel Antihistaminika oder eine Immuntherapie?, www.ardmediathek.de/video/Y3JpZDovL-2JyLmRlL2Jyb2FkY2FzdC9GMjAyMFdPMDE0MTMyQTA

Bräse V: Invasive Insekten: Gefahr nicht nur für Menschen. BR München, 05/23, www.br.de/nachrichten/wissen/invasive-insekten-gefahr-nicht-nur-fuer-menschen,Tdx6Owp

Bühl A: „Allergien auf dem Vormarsch". NDR, 5/18, www.ndr.de/fernsehen/sendungen/ndrstory/Allergien-auf-dem-Vormarsch,sendung770328.html

Bundesministerium für Bildung und Forschung: Wie macht sich zu viel Histamin im Körper bemerkbar? 8/24; www.gesundheitsforschung-bmbf.de/de/testen-statt-verzichten-schnelle-hilfe-bei-histamin-intoleranz-7001.php

Chrubasik-Hausmann, S: Schwarzkümmelsamen: wirksam bei Allergien?, https://natuerlich.thieme.de/therapieverfahren/phytotherapie/detail/schwarzkuemmelsamen-wirksam-bei-allergien-1057

CTL und Ortholabor GmbH: Was ist Histamin? Bad Zwischenahn, 8/24, www.ctl-labor.de/glossar/histamin/

Deutsches Grünes Kreuz e.V., Marburg:

- Hausstauballergie im Winter – Sinnvolle Maßnahmen statt Rundumschlag. 11/19, https://dgk.de/presse/gesundheitsthemen/allergien/hausstauballergie-im-winter-sinnvolle-massnahmen-statt-rundumschlag.html
- Apfelallergie mit alten Sorten austricksen. 10/19, https://dgk.de/presse/gesundheitsthemen/allergien/apfelallergie-mit-alten-sorten-austricksen.html
- Pollenflug beginnt immer früher. 03/23, https://dgk.de/presse/gesundheitsthemen/allergien/pollen-von-haseln-und-erlen-plagen-allergiker.html

Dannoritzer C: Allergien – Wenn der Körper rebelliert. Arte tv 2022

DocCheck: 5. Spezielle Allergieformen. DocCheck Community GmbH Köln, 8/24, https://flexikon.doccheck.com/de/Allergie

Drogerie zum Chrüterhüsli AG: Heilpflanzen bei Pollenallergie. Daniela und Didier Rebetez-Hofmann, Basel, 11/24, www.chrueterhuesli.ch/de/Info/uber-uns/Aktualitat/Heilpflanzen-bei-Pollenallergie.html

Die Ernährungs-Docs: Ernährungstherapie bei Allergieneigung. 09/23, Allergieneigung102.pdf

Fischer G: Heuschnupfen und Co.: So überstehen Allergiker die Pollensaison. ZDF , Nachrichten vom 23.03.2024; www.zdf.de/nachrichten/panorama/heuschnupfen-pollen-allergie-grafiken-100.html

Flemmer A:

- Entzündliches Rheuma natürlich behandeln, 3. Aufl., humboldt, Hannover 11/19
- Autoimmunerkrankungen – das kann ich selbst tun. humboldt, Hannover 2/23
- Asthma – Das Selbsthilfebuch. Quelle & Meyer Verlag, Wiebelsheim, 8/23

- Die faszinierende Welt der Hormone. Goldegg-Verlag, Wien, 10/22
- Die giftfreie Wohnung – Alles, was hilft. Quelle & Meyer Verlag, Wiebelsheim, 11/21
- Ernährung bei Neurodermitis. Altamedinet, Hemminghofen, 5/22
- Neurodermitis und der Sommer. Allgäuer Bauernblatt, Kempten, Nr. 23, 06/24

GEO.de: Was darf man nicht essen, wenn man gegen Histamin allergisch ist? G+J Medien GmbH, Hamburg, 3/21, www.geo.de/wissen/ernaehrung/histaminarme-lebensmittel—liste--ernaehrungstipps-33006078.html

Häusler J: Diagnose mit Blut oder Haar: Was taugen Online-Allergietests? ZDF Mainz, 9/23, www.zdf.de/nachrichten/ratgeber/gesundheit/allergie-test-internet-lebensmittel-blut-haare-100.html

Helmholtz Zentrum München, Deutsches Forschungszentrum für Gesundheit und Umwelt (GmbH), Neuherberg:

- Welche Rolle spielt Histamin bei Allergien? 4/21, www.allergieinformationsdienst.de/therapie/allergie-medikamente/antihistaminika
- Toleranz gegen Erdnüsse: Früher Verzehr schützt bis ins Jugendalter. 9/24, www.allergieinformationsdienst.de/aktuelles/news/artikel/toleranz-gegen-erdnuesse-frueher-verzehr-schuetzt-bis-ins-jugendalter
- Klima-freundliche Ernährung birgt Allergierisiko. 9/24, www.allergieinformationsdienst.de/aktuelles/news/artikel/klima-freundliche-ernaehrung-birgt-allergierisiko
- Nahrungsmittelallergie. 10/23, www.allergieinformationsdienst.de/krankheitsbilder/nahrungsmittelallergie
- Arzneimittelallergie (Medikamentenallergie). 9/24, www.allergieinformationsdienst.de/krankheitsbilder/arzneimittelallergie
- Hausstaubmilbenallergie. 9/24, www.allergieinformationsdienst.de/krankheitsbilder/hausstaubmilbenallergie
- Allergie und Beruf. 9/24, www.allergieinformationsdienst.de/vorbeugung-und-schutz/arbeitsplatz

• Alternative Diagnose-Methoden ohne belegbaren Nutzen. 11/24, www.allergieinformationsdienst.de/diagnose/alternative-tests
• Latexallergie – Was ist das? 9/24, www.allergieinformationsdienst.de/krankheitsbilder/latexallergie

Histaminikus GmbH: Warum wird Histamin bei einer Allergie freigesetzt? Merzig, 8/24, https://histaminikus.de/blogs/blog/histaminarme-ernaehrung-bei-allergien

HNO-Ärzte im Netz: Allergie-Tests. Deutscher Berufsverband der Hals-Nasen-Ohrenärzte e.V., Neumünster, 9/24, www.hno-aerzte-im-netz.de/untersuchungen/allergie-tests.html

Johnson & Johnson GmbH: Allergie-Arten – Informationen zu den häufigsten Allergien. Neuss, 8/24, www.allergieratgeber.de/allergiearten

Jossé S: Biologika bei Asthma, Neurodermitis, Urtikaria, Nasenpolypen, EoE. MeinAllergiePortal GbR, 2/25, www.mein-allergie-portal.com/allergie-allgemein/3601-biologika-bei-allergien-was-patienten-wissen-sollten.html

Klebs F: Hochschulkommunikation, Universität Hohenheim: Gefährlicher Modetrend: „Frei von"-Lebensmittel nur für wenige Menschen empfehlenswert. 10/19, https://idw-online.de/de/news725612

Klensang M: Allergie: Symptome, Ursachen und Behandlung. ndr Köln, 3/24, www.ndr.de/ratgeber/gesundheit/Allergie-Symptome-Ursachen-und-Behandlung,allergie180.html

Langen U, Schmitz R, Steppuhn H: Häufigkeit allergischer Erkrankungen in Deutschland. Robert Koch-Institut, Berlin, 2013, https://scholar.google.de/scholar?q=Langen+U,+Schmitz+R,+Steppuhn+H.+Pr%C3%A4valenz+allergischer+Erkrankungen+in+Deutschland.+Bundesgesundheitsbl+Gesundheitsforsch+Gesundheitsschutz.&hl=de&as_sdt=0&as_vis=1&oi=scholart

Lelley J: „Die Heilkraft der Pilze – Wer Pilze isst, lebt länger". 4. Aufl. 08, B.o.s.s Druck und Medien GmbH, Goch

Martin H-H, Bansner J, Horvat F: „Entzündungshemmend essen". UGBforum 5/18, www.ugb.de/ugb-medien/einzelhefte/gesundheitsfaktor-job/entzuendungshemmend-essen/

Matthees J: 5 Methoden Mit Alternativmedizin gegen Allergien. G&S Verlag GbR, Köln, 6/24, www.rechtsdepesche.de/mit-alternativmedizin-gegen-allergien/

Megbel E: Wie hilft man bei einer allergischen Reaktion? Spektrum d Wissens. Verlagsges. mbH, Heidelberg, 8/24, www.spektrum.de/news/sicher-helfen-wie-hilft-man-bei-einer-allergischen-reaktion/2093646?gad_source=1&gclid=-EAIaIQobChMIzO2t9MOXiAMVFC4GAB0PKxTaEAMYAyAAEg-KMV_D_BwE

Merabet Y, Schweitzer A: Allergie-Medikamente: Welche Mittel wann helfen. G+J Medien GmbH, Hamburg, 11/24, www.stern.de/gesundheit/allergie/therapie/allergie-medikamente--welche-mittel-wann-helfen-3353188.html

Paki A: „Gesunde Ernährung: Was sind entzündungshemmende Lebensmittel?". rtv media group GmbH Nürnberg 6/18, www.rtv.de/gesundheit/entzuendungshemmende-lebensmittel-2

Pfersdorf Christina-Maria: Wenn es juckt und kribbelt: Vorsicht bei einer Lebensmittelallergie. ZDF Mainz, 6/23, www.zdf.de/nachrichten/ratgeber/gesundheit/lebensmittel-allergie-symptome-ursachen-diagnose-faq-100.html

Probol B: „Entzündungen mit gesunder Ernährung lindern". NDR Ratgeber Gesundheit, 2/19, www.ndr.de/ratgeber/gesundheit/Entzuendungen-mit-gesunder-Ernaehrung-lindern,entzuendungshemmer100.html

Quarks im Ersten: Allergien. Sendung vom 9.4.22, www.ardmediathek.de/video/quarks-und-caspers/pollen-nuesse-katzen-was-bei-allergien-hilft/das-erste/Y3JpZDovL2Rhc2Vy-c3RlLmRlL3F1YXJrcy1jYXNwZXJzLzdlMWUxNWY0LWR-jZWUtNDUyOS1iNTA4LTE5Nzk1ODAxOWVlMA

Re: Allergien auf dem Vormarsch. Arte 7/23, www.arte.tv/de/videos/107194-072-A/re-kampf-gegen-allergien

Riedl M: Die Ernährungsdocs: „Ernährung bei Allergieneigung: Was lindert Symptome?". NDR, 9/23, www.ndr.de/ratgeber/gesundheit/Ernaehrung-bei-Allergieneigung-Was-lindert-Symptome,allergie182.html

Robert Koch-Institut: Mythos: „Impfungen fördern Allergien." 2/24, www.rki.de/DE/Content/Infekt/Impfen/Materialien/Impfmythen/Sicherheit_Allergien.html

Roggenkamp G, Pressestelle Stiftung Kindergesundheit: Wie schützt man ein Baby vor Allergien?, https://idw-online.de/de/news812627, 4/23

Servus TV: P. M. Wissen: Katzenhaarallergie. 11/23, www.save.tv/STV/S/obj/registration/RegPage1.cfm?sProcessUUID=4B08EBD4%2DBD44%2DEFC9%2D6CB8230FA6B51860&bDirectRecording=true&iTelecastID=18168882

Schilcher H (Hrsg.): Leitfaden Phytotherapie, 5. Aufl. 2016, Urban & Fischer Verlag bei Elsevier München

Souci SW, Fachmann W, Kraut H, Kirchhoff E: „Der kleine Souci/Fachmann/Kraut". Lebensmitteltabelle für die Praxis, Wissenschaftl. Verlagsges. 4. Aufl. 09

Stamm U: Abnehmen ohne zu hungern – Die Stoffwechseldiät. rbb Berlin, 9/24, www.ardmediathek.de/video/dokumentation-und-reportage/abnehmen-ohne-zu-hungern-die-stoffwechseldiaet/rbb-fernsehen/Y3JpZDovL3JiYl85YmY4Mzc4Y-i0zYjgxLTRkY2UtOWU5MC0xZTliZGI0Y2Y1OGJfcHVibGljYX-Rpb24

Strohm-Beran M: Allergien aus Sicht der TCM. 5/16, Wien, https://seelenkueche.at/allergien-aus-sicht-der-tcm/

Wagner B: Gesundes Gärtnern – ohne Niesen und Schniefen durchs Jahr. RBB Praxis, 4/19, www.rbb-online.de/rbbpraxis/archiv/20190403_2015.html

Waldow M: Start der Heuschnupfen-Saison: Wenn harmlose Pollen ein Problem sind. ZDF, 3/23, www.zdf.de/nachrichten/panorama/heuschnupfen-pollen-allergie-grafiken-100.html

Wang, R et al.: Roles of Probiotics, Prebiotics, and Postbiotics in B-Cell-Mediated Immune Regulation, The Journal of Nutrition, Volume 155, Issue 1, 37, https://jn.nutrition.org/article/S0022-3166%2824%2901178-7/fulltext

Stichwortverzeichnis

Selbstfürsorge ist nicht egoistisch, sondern logisch!

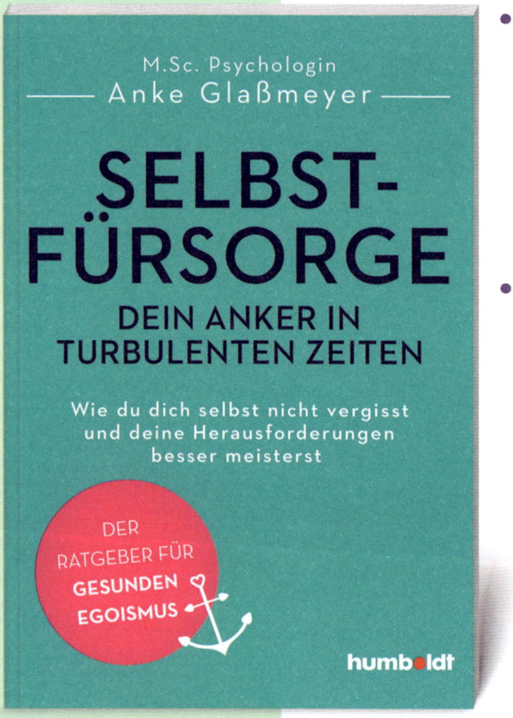

Stand 2025. Änderungen vorbehalten.

- Selbstfürsorge auf drei Ebenen trainieren: Mit Tipps und Übungen zu Themen wie Bewegung, Ernährung, Atmung, Schlaf, seelisches Wohlbefinden und stärkende Beziehungen
- Durch eine eigene Erkrankung kennt die Autorin und Psychotherapeutin Anke Glaßmeyer auch die Betroffenenperspektive und weiß, wie heilsam Selbstfürsorge in schwierigen Lebensphasen ist

Anke Glaßmeyer

Selbstfürsorge – dein Anker in turbulenten Zeiten

256 Seiten
14,5 x 21,5 cm, Softcover
ISBN 978-3-8426-4262-1
€ 22,00 [D] · € 22,70 [A]

Der Ratgeber ist auch als eBook erhältlich.

humboldt
... bringt es auf den Punkt.

Stark im Kopf, frei im Herzen – der Weg zu echtem Selbstvertrauen

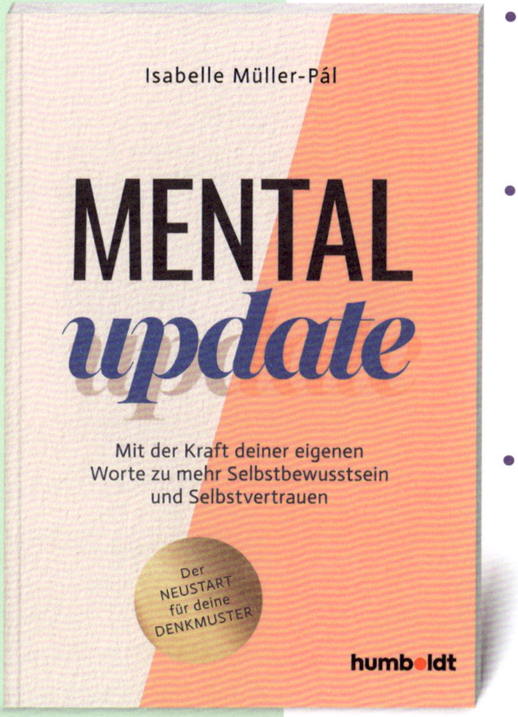

- Für alle, die ihr Selbstbewusstsein und Selbstvertrauen stärken wollen und dafür ein klares Vorgehen suchen
- Der Ratgeber erklärt, wie man mit drei bewährten Techniken ein persönliches Audio-Mentaltraining entwickelt, das perfekt zu den eigenen Bedürfnissen und Zielen passt
- Berufliche und persönliche Herausforderungen bewältigen sowie die eigenen Ziele leichter und schneller erreichen

Stand 2025. Änderungen vorbehalten.

Isabelle Müller-Pál

Mental Update

216 Seiten
14,5 x 21,5 cm, Softcover
ISBN 978-3-8426-4283-6
€ 22,00 [D] · € 22,70 [A]

Der Ratgeber ist auch als eBook erhältlich.

humboldt
... bringt es auf den Punkt.

Bibliografische Information der Deutschen Nationalbibliothek
Die Deutsche Nationalbibliothek verzeichnet diese Publikation in der deutschen Nationalbibliografie; detaillierte bibliografische Daten sind im Internet über https://dnb.de abrufbar.

ISBN 978-3-8426-3205-9 (Print)
ISBN 978-3-8426-3206-6 (PDF)
ISBN 978-3-8426-3207-3 (EPUB)

Abbildungen:
Titelmotiv: Shutterstock / Ihnatovich Maryia, Kakaldey6996, Rawpixel.com
stock.adobe.com: Stevica Mrdja: 2, 71, 106; anya: 8, 44; Jaitham: 13; Ramona Kaulitzki: 16; PH-HY: 18; finist_4: 20 (o.); Elenathewise (2. v. o.); Fabian Ibelherr (3. v. o.); kikisora (u.); Alexander Raths: 27; wayan: 28; designua: 30; Vladimir: 47; Jeannaa: 51; blas: 63; blackzheep: 66; juliars (KI): 78; Gali: 80; Wavebreak MediaMicro: 87; behewa: 89; Alexander Ruiz: 90; mescioglu: 91; cirquedesprit: 94; laplateresca: 96; mimagephotos: 99

Originalausgabe

Die Ratgebermarke der Schlütersche Fachmedien GmbH
Hans-Böckler-Allee 7, 30173 Hannover
www.humboldt.de
www.schluetersche.de

Gedruckt mit mineralölfrei hergestellten Druckfarben und Strom aus erneuerbaren Energien. Die eingesetzten Klebe- und Bindestoffe entsprechen den derzeitigen Umweltstandards, die vom RAL Institut für Gütesicherung und Kennzeichnung geprüft wurden.

Lektorat: Linda Strehl, wort & tat, München
Korrektorat: Anja Töller, Rehburg-Loccum
Layout: Lichten Kommunikation und Gestaltung, Hamburg
Covergestaltung: Zero Werbeagentur, München
Satz: Die Feder · Werbeagentur GmbH, Wetzlar
Druck und Bindung: Gutenberg Beuys Feindruckerei GmbH, Langenhagen